DR. MED. ANJA PFAU

NIERENSTEINE

Bibliografische Information der Deutschen Nationalbibliothek
Die Deutsche Nationalbibliothek verzeichnet diese Publikation in der Deutschen Nationalbibliografie. Detaillierte bibliografische Daten sind im Internet über http://dnb.d-nb.de abrufbar.

Für Fragen und Anregungen
info@rivaverlag.de

Wichtige Hinweise
Dieses Buch ist für Lernzwecke gedacht. Es stellt keinen Ersatz für eine individuelle medizinische Beratung dar und sollte auch nicht als solcher benutzt werden. Wenn Sie medizinischen Rat einholen wollen, konsultieren Sie bitte einen qualifizierten Arzt. Der Verlag und der Autor haften für keine nachteiligen Auswirkungen, die in einem direkten oder indirekten Zusammenhang mit den Informationen stehen, die in diesem Buch enthalten sind.

Ausschließlich zum Zweck der besseren Lesbarkeit wurde auf eine genderspezifische Schreibweise sowie eine Mehrfachbezeichnung verzichtet. Alle personenbezogenen Bezeichnungen sind somit geschlechtsneutral zu verstehen.

Originalausgabe
1. Auflage 2023

Türkenstraße 89
80799 München
Tel.: 089 651285-0
Fax: 089 652096

Redaktion: Susanne Schneider
Umschlaggestaltung: Marc-Torben Fischer
Umschlagabbildung: shutterstock/Lerusea
Abbildungen im Innenteil: Anja Pfau: 58, 99, 142; alle anderen Abbildungen von shutterstock: Marko Aliaksandr: 8; Magic mine: 11; Vinichenko Ihor: 12; BlueRingMedia: 13; Designua: 14, 19, 82; Suttha Burawonk: 17; Pixel-Shot: 22; KucherAV: 26; ilusmedical: 29; Evan Lorne: 31; Lothar Drechsel: 34; JPRodrigues: 40o; New Africa: 40l; Spalnic: 40Ml; Diana Taliun: 40Mr; Dilok Klaisataporn: 40r; Kostenko Maxim: 42; Irina Petrakova_6767: 54; BENCHAMAT: 60; Vector Tradition: 69l; Jiri Hera: 69M; photocrew1: 69r; MaraZe: 70l; Tanya Sid: 70r; ManuelSchäfer: 73; Davizro Photography: 78; Jibon: 87ol; tassel78: 87or; tawatchai.m: 87M; Fida Olga: 87u; Kateryna Kon: 89; PopTika: 94; 4zevar: 103o; Anton Starikov: 103Ml; Ermak Oksana: 103M; Alexander Raths: 103Mr; baibaz: 103ul; gresei: 103uM; GSDesign: 103uM; virtu studio: 103ur; naito29: 104; Peakstock: 110; Neokryuger: 117; Pepermpron: 119; 120; crystal light: 122
Layout und Satz: feschart print- und webdesign, Michaela Röhler, Leopoldshöhe
Druck: Florjančič Tisk d.o.o., Slowenien
Printed in the EU

ISBN Print 978-3-7423-2268-5
ISBN E-Book (PDF) 978-3-7453-2067-1
ISBN E-Book (EPUB, Mobi) 978-3-7453-2066-4

Wir produzieren nachhaltig
www.m-vg.de

DR. MED. ANJA PFAU

NIERENSTEINE

Ursachen erkennen, richtig behandeln, Rückfälle verhindern

riva

INHALT

Willkommen in der Nierenstein-Sprechstunde! 6

1 Jetzt geht's an die Nieren 9

Aufgaben der Niere 10
Grundlagen zu Anatomie und Aufbau der Niere 11
Wie entsteht Urin und was hat das mit Nierensteinen zu tun? 14
Das Who's who der Steinszene – eine kleine Begriffsbestimmung 17
Was haben die Nieren mit Vitamin D zu tun? 19
Wer ist Ihr Ansprechpartner? 20

2 Der erste Stein 23

Epidemiologie, Entstehung und Risikofaktoren für Nierensteine 24
Die Rolle von Lebensstil und Ernährungsgewohnheiten 35
Die Rolle von Medikamenten und Nahrungsergänzungsmitteln 43
Nachsorge nach dem ersten Nierenstein 52

3 Der wiederkehrende Stein 55

Der klassische Patient mit einer rezidivierenden (wiederkehrenden) Nierensteinerkrankung 56
Weiterführende Diagnostik bei wiederkehrenden Nierensteinen 59
Die idiopathische Hyperkalziurie, der häufigste Grund für wiederkehrende Nierensteine 66
Medikamentöse Therapiemöglichkeiten bei wiederkehrenden Nierensteinen 71

4 Der Stein als Symptom 79

Der Klassiker: Nierensteine und das entfesselte Parathormon 80

Andere Erkrankungen, die zu Nierensteinen »als Symptom« führen 85

5 Der seltene Stein 95

Zystinsteine – die häufigen unter den seltenen Steinen 96

Andere seltene Nierensteinerkrankungen 107

6 Der Stein muss raus 111

Die akute Kolik – braucht es immer eine OP? 112

Die operative Steinentfernung – ein Überblick 116

Anhang 123

Auf einen Blick: Die 15 häufigsten Fragen zum Thema Nierensteine 124

Weiterführende Literatur, Links und Informationen 128

Stichwortverzeichnis 130

Quellen 134

Über die Autorin 142

Dank 142

WILLKOMMEN IN DER NIERENSTEIN-SPRECHSTUNDE!

Nierensteine werden oft als lästiges Übel abgetan, das einen schicksalshaft ereilt. Ich habe in meiner ärztlichen Tätigkeit Patienten erlebt, die jahrelang immer wieder unter schmerzhaften Nierenkoliken gelitten haben, aber bis auf den Rat, mehr zu trinken, damit allein gelassen wurden. Leider und völlig zu Unrecht wird Nierensteinen und ihrer Vorbeugung unter Medizinern oft nur wenig Aufmerksamkeit geschenkt. Das mag auch daran liegen, dass das Thema bereits in der medizinischen Ausbildung bestenfalls am Rande gestreift wird. Und selbst dann geht es in der Regel nur um die Frage, mit welcher Operationsmethode man Steine wieder entfernt, wenn sie denn schon einmal da sind. Die zunehmende Ökonomisierung unseres Gesundheitssystems macht die Sache nicht besser, da es viel zu wenig Raum für Gespräche über Ursachensuche, Prävention und Vorbeugung bietet.

Dabei gibt es viel, was man tun kann, um neue Nierensteine zu verhindern, sei es durch die Änderung des Lebensstils und der Ernährungsgewohnheiten oder durch Medikamente bei besonders hartnäckigen Steinleiden (mehr dazu in den Kapiteln 2, 3 und 5). Die Ursachen, die zu Nierensteinen führen, sind vielfältig. Um nach dem ersten Nierenstein Rückfälle zu verhindern, muss zunächst geklärt werden, was im Einzelfall zur Steinbildung geführt hat. Neben allgemeinen Ratschlägen möchte ich Ihnen in diesem Buch daher ganz konkret darstellen, welche Risikofaktoren oder Erkrankungen zu Nierensteinen führen können und wann es sinnvoll ist, mit einem Arzt weiterführende Untersuchungen durchzuführen, um der Sache auf den Grund zu gehen. Näheres finden Sie in den Kapiteln 3, 4 und 5. Da man nur anwenden kann, was man auch verstanden hat, komme ich nicht umhin, zu Beginn etwas Hintergrundwissen zu erläutern. In Kapitel 1 erfahren Sie deshalb das Wichtigste zur Funktionsweise der Niere. Dieses Buch soll Ihnen dabei helfen, Ihre Nierensteinerkrankung besser zu verstehen und erfolgreich zu managen. Mein Ziel ist, Ihnen langfristig Steine und damit notwendige Operationen zu ersparen. Manchmal lässt sich ein Eingriff dennoch nicht vermeiden. Daher gebe ich Ihnen in Kapitel 6 einen Überblick über Möglichkeiten, einen lästigen Stein wieder loszuwerden.

Entweder lesen Sie das Buch im Ganzen und informieren sich damit umfassend, oder Sie springen in einzelne Kapitel, wenn Sie zu einem Thema gezielt nachlesen möchten. Begleiten Sie mich – im wahrsten Sinne des Wortes – in meine Sprechstunde und erfahren Sie die Antworten auf die häufigsten Fragen von Nierensteinpatienten. Scheuen Sie sich nicht, Ihr Nierensteinproblem selbst in die Hand zu nehmen!

Noch eine Anmerkung vorneweg: Im gesamten Buch habe ich die männliche oder neutrale Form benutzt, wenn ich auf die Funktion einer Person zu sprechen komme, also beispielsweise »der Patient« oder »der Arzt«. Ich möchte darauf hinweisen, dass ich dies rein aus Gründen der besseren Lesbarkeit gemacht habe. Hier geht es nur um die »Rolle« einer Person, natürlich sind damit stets alle Personen jeglichen Geschlechts gemeint. Bitte fühlen Sie sich immer angesprochen, unabhängig davon, welchem Geschlecht Sie angehören beziehungsweise Sie sich zugehörig fühlen.

Ich freue mich darauf, Sie nun in »die bunte Welt der Steine« zu entführen. Zusammen bekommen wir Ihre Steine in den Griff!

Ihre
Dr. med. Anja Pfau

HINWEISE

Dieses Buch ersetzt nicht das Gespräch und die Beratung durch einen Arzt, da individuelle Besonderheiten eine Abweichung von allgemeinen Empfehlungen nötig machen können. Dosierungen von Medikamenten habe ich bewusst nicht genannt, da die Entscheidung hierüber von einem Arzt getroffen werden muss, der Sie persönlich kennt und behandelt.

Bei der Nennung von Medikamenten habe ich mich auf Wirkstoffe oder Wirkstoffgruppen konzentriert. Wenn Produktnamen genannt werden, habe ich die häufigsten beziehungsweise gebräuchlichsten genannt, ohne dabei Anspruch auf Vollständigkeit zu erheben.

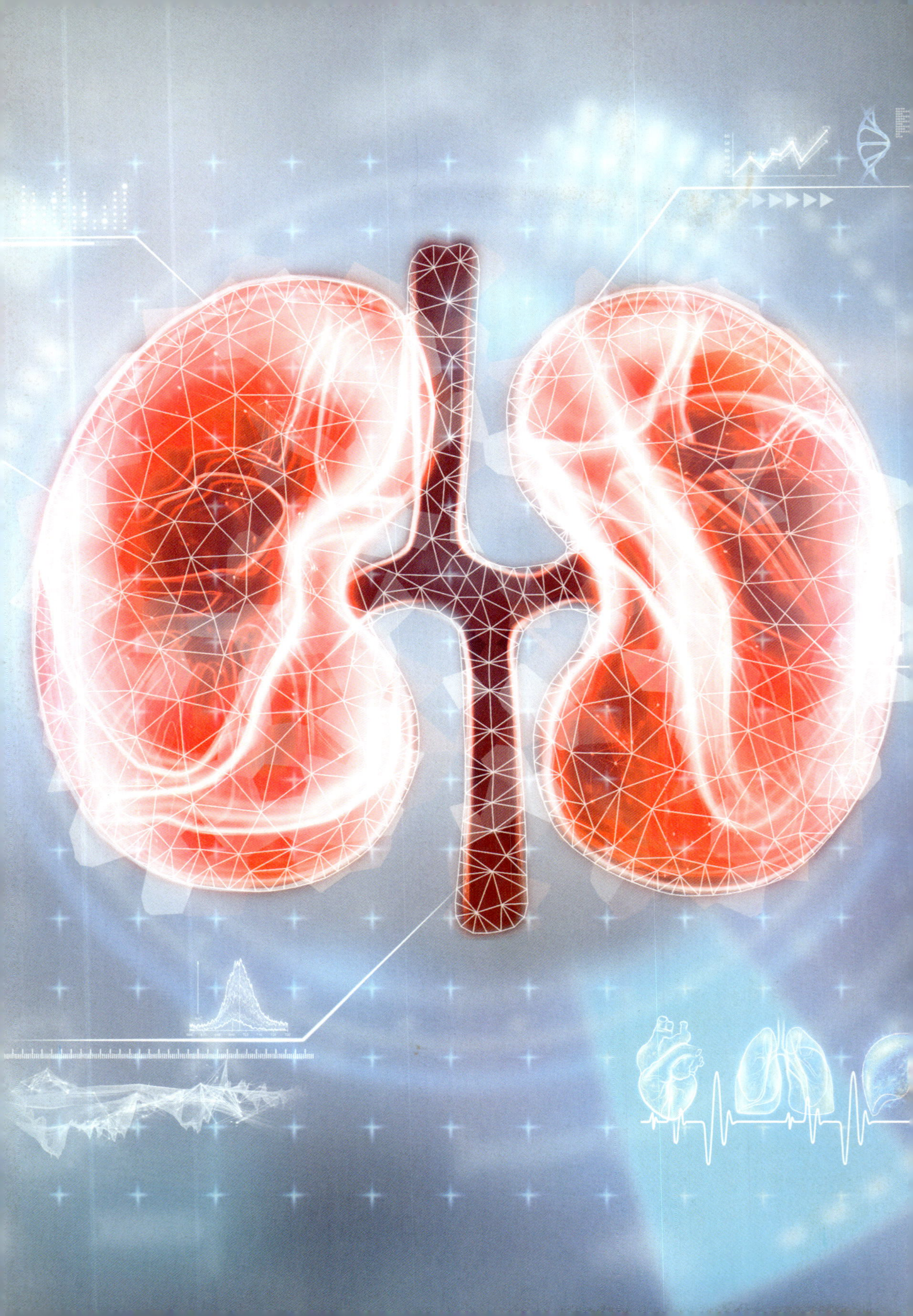

JETZT GEHT'S AN DIE NIEREN

Bevor wir gleich richtig losgehen, möchte ich Ihnen einen kurzen Überblick über den Aufbau und die Funktion der Nieren geben. Keine Sorge, Sie brauchen dafür kein allzu tiefes Anatomiewissen. Ich konzentriere mich auf die Punkte, die im weiteren Verlauf für das Verständnis der Nierensteine wichtig sind. Ich möchte Ihnen außerdem ein paar Begriffe erläutern, die Sie vielleicht schon mal in Ihren medizinischen Unterlagen gelesen haben. Schlagen Sie hier also immer wieder nach.

AUFGABEN DER NIERE

Sie werden staunen, was Ihre Nieren so alles leisten! Ihre Nieren lassen sich mit zwei hochsensiblen und präzisen Schaltzentralen vergleichen. Bescheiden, aber clever regulieren sie zahlreiche lebenswichtige Abläufe, die wir im Alltag oft gar nicht wahrnehmen. Dazu gehören die Regulation von Wasserhaushalt und Blutdruck sowie die Überwachung und Steuerung des Elektrolyt- und des Säure-Basen-Haushalts. Über die Nieren findet auch die Ausscheidung sogenannter harnpflichtiger Substanzen statt. Das sind Endprodukte aus dem Eiweiß-, Purin- oder Muskelstoffwechsel wie Harnstoff, Harnsäure und Kreatinin. Purine sind Teil der Erbgutinformation, also der DNA. Aber nicht nur das: Über die Niere wird der Körper auch unliebsame Fremdsubstanzen wie Medikamente und Giftstoffe wieder los.[1]

Zudem hat die Niere zahlreiche Nebenjobs. Sie bildet unter anderem Botenstoffe und Hormone. Am bekanntesten sind wohl Renin, das eine Rolle bei der Blutdruckregulation spielt, und Erythropoetin, das die Blutbildung ankurbelt. Vielleicht kennen Sie es als Dopingmittel aus den Sportnachrichten. Ach ja, die Niere spielt außerdem noch eine wichtige Rolle im Vitamin-D-Stoffwechsel.

All das, was im Rahmen der Regulationsvorgänge als überflüssig erachtet wird, wird mit dem Harn ausgeschieden. Der Urin ist daher eine Art Nebenprodukt, das entsteht, während die Niere ihren zahlreichen Jobs nachkommt. Ich möchte mich auf den nächsten Seiten nun auf die Punkte konzentrieren, die für das Verständnis von Nierensteinen wichtig sind.

GRUNDLAGEN ZU ANATOMIE UND AUFBAU DER NIERE

Jeder Mensch hat normalerweise zwei Nieren. »Normalerweise« deswegen, weil es Menschen gibt, die mit nur einer Niere geboren werden. Man kann auch mehr als zwei Nieren haben, zum Beispiel wenn eine Niere (oder sogar beide) doppelt angelegt ist (man spricht dann von einer Doppelniere). Viele der Betroffenen wissen davon allerdings nicht. Bei einigen wenigen führt diese Anomalie im Verlauf des Lebens zu Problemen, und im Zuge der Untersuchungen, woher diese Probleme kommen, wird sie festgestellt.

Die beiden Nieren sitzen rechts und links der Wirbelsäule auf der Höhe der unteren Rippen, also eher in der Mitte des Rückens. Sie haben die Form von Bohnen, sind von braunroter Farbe, etwa 10 bis 12 Zentimeter lang mit

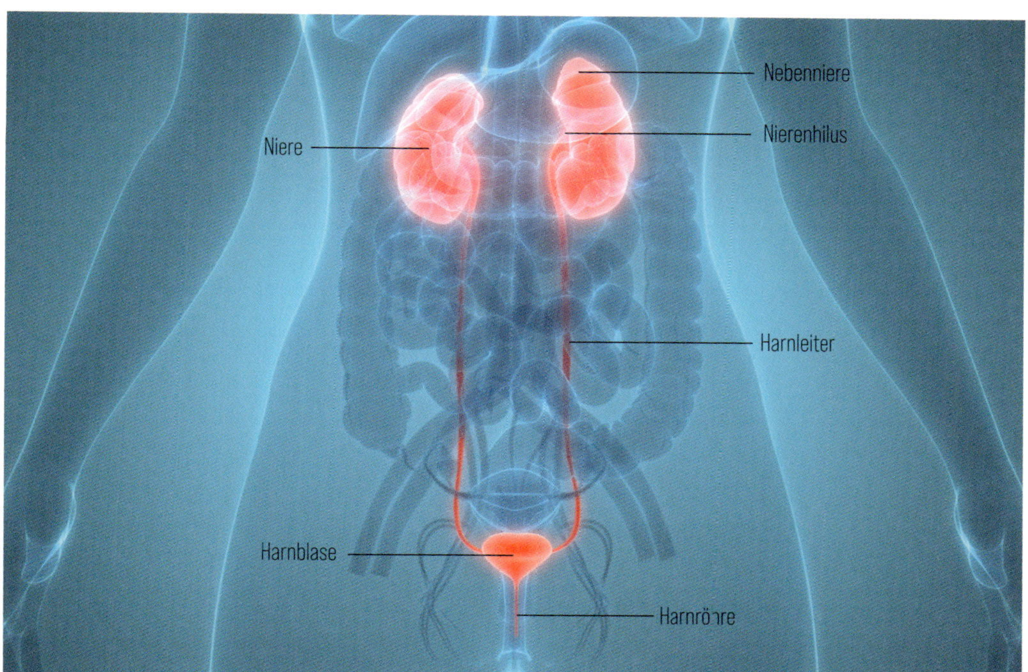

Die Nieren sind auf leicht versetzter Höhe paarig im Bauchraum gelegen, im Bild rechts lässt sich auch gut die zipfelförmig aufsitzende Nebenniere erkennen.

einem Gewicht von jeweils etwa 120 bis 200 Gramm. Oben auf den Nieren sitzt jeweils zipfelförmig eine sogenannte Nebenniere auf. Die Nebennieren produzieren verschiedenste Hormone, die bekanntesten darunter sind sicherlich Cortisol, Adrenalin und Noradrenalin, die sogenannten Stresshormone, aber auch Aldosteron, das an der Regulation des Blutdrucks beteiligt ist.[2]

Von den Nieren führt der Harnleiter im Körper nach unten zur Harnblase. Die Stelle, an der Gefäße und Harnleiter an der Niere andocken, wird als Nierenhilus bezeichnet. Der Urin, der nun in der Niere im Zuge verschiedener Arbeitsprozesse entsteht, sammelt sich im sogenannten Nierenbecken, dem Bereich in der Mitte der Niere. Von dort wird er über den Harnleiter bis in die Harnblase weitergeleitet. Beim Wasserlassen verlässt der Urin die Harnblase schließlich über die Harnröhre Richtung Toilettenschüssel.[3] Nierenbecken, Harnleiter, Harnblase und Harnröhre werden in ihrer Gesamtheit als ableitende Harnwege bezeichnet.

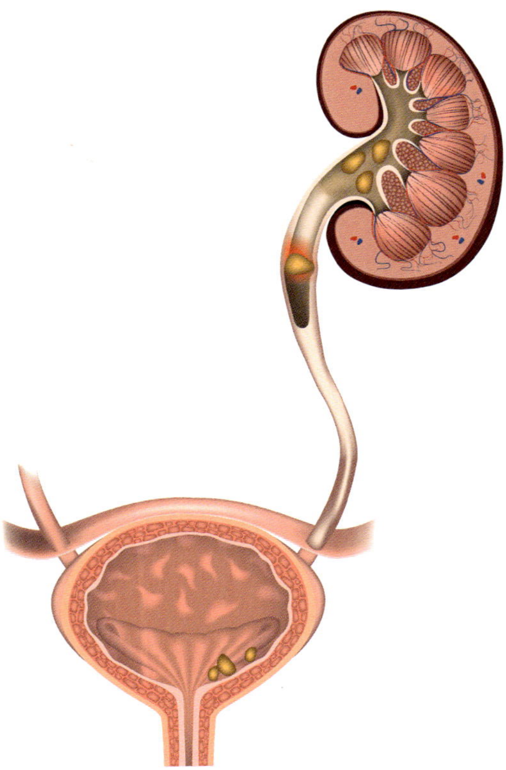

Ob Nierenbecken, Harnleiter oder Blase – Steine fühlen sich an vielen Orten wohl. Sie können sowohl in der Niere selbst, im Harnleiter oder in der Harnblase festsitzen.

Wenn es im Bereich der ableitenden Harnwege zu Abflussbehinderungen, zum Beispiel infolge einer Engstelle, kommt, kann dies die Strömung des Urins verlangsamen – denken Sie an ein stehendes Gewässer – und somit ebenfalls eine Steinbildung begünstigen. Das nennt man dann »anatomische Gründe«. Häufig finden sich solche Engstellen im Harnleiterbereich.

Diese können angeboren sein oder sich erst im späteren Leben entwickeln, zum Beispiel wenn nach einer Strahlentherapie das Gewebe in dem betroffenen Bereich vernarbt. Es gibt auch angeborene Engstellen oder Anomalien der Nieren selbst. Die bekannteste ist die Hufeisenniere, bei der die Unterpole der beiden Nieren zu einer einzigen großen Niere verschmelzen. Eine solche Hufeisenniere erhöht nicht nur das Risiko für Nierensteine, sondern kann aufgrund ihrer unüblichen Anatomie auch einen operativen Eingriff erschweren.[4]

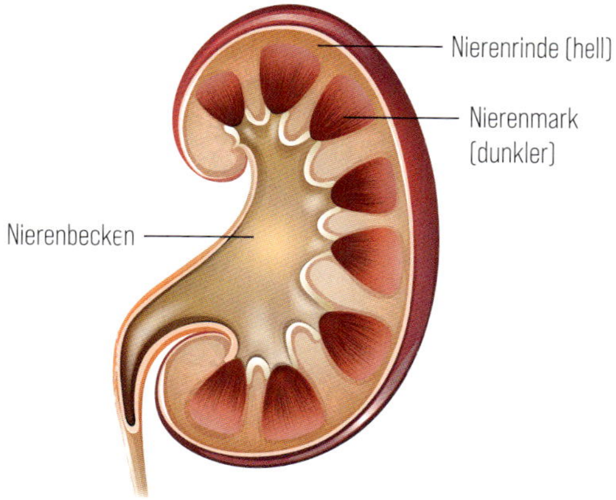

Hier sieht man auf einen Längsschnitt der linken Niere. Nierenrinde und Nierenmark lassen sich so besser darstellen.

Der Teil des Nierengewebes, der sich um das Nierenbecken herum befindet, nennt sich Nierenparenchym. Hier wird die eigentliche Arbeit erledigt, das heißt der Urin gebildet. Beim Parenchym unterscheidet man die Nierenrinde vom etwas dunkleren Nierenmark. Im Nierenmark befinden sich zahlreiche parallel verlaufende Kanälchen, durch die die Vorstufen des Urins fließen. Von diesen Kanälchen wird am Ende der fertige Urin in das Nierenbecken abgegeben.[5] Und schon fließt der Urin in den ableitenden Harnwegen Richtung Harnblase wie bereits beschrieben.

WIE ENTSTEHT URIN UND WAS HAT DAS MIT NIERENSTEINEN ZU TUN?

Um die Entstehung von Steinen zu verstehen, ist es sinnvoll, sich zunächst mit der Frage zu beschäftigen, wie Urin in unserem Körper gebildet wird. Jede Niere besteht aus einer Million kleiner Minikläranlagen. Eine solche Kläranlage nennt sich Nephron. Zwei Nieren bedeutet somit zwei Millionen Nephrone. Jedes Nephron besteht dabei aus zwei Funktionseinheiten: einem Filter und einem sich anschließenden Kanalsystem.[6]

Ganz allgemein kann man sich das so vorstellen: Im sehr gut durchbluteten Filter wird zunächst grob eine Art Vorstufe des späteren Harns abgepresst. Im angeschlossenen Kanalsystem, das im Fachjargon Tubulussystem genannt wird, wird nun in einer Art Feinabstimmung nachgearbeitet. Substanzen oder Stoffe, die man doch behalten möchte und die versehentlich im Harn

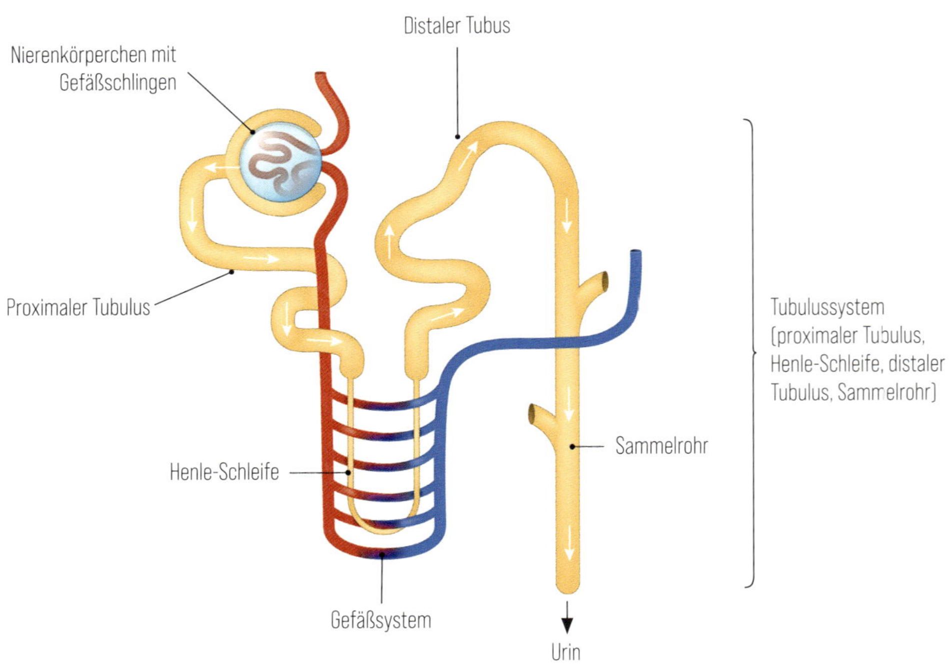

Ein Nephron, also eine Minikläranlage, besteht aus einem ersten groben Filter (Nierenkörperchen) und dem Kanalsystem (Tubulussystem), in dem sorgsam nachjustiert wird.

gelandet sind, werden wieder herausgefischt und dem Blut zugeführt. Dieser Vorgang wird Resorption genannt. Umgekehrt können Stoffe aber auch aktiv in den Urin abgegeben werden, um sie ganz sicher loszuwerden. Dieser Vorgang wird Sekretion genannt. Insbesondere wird auf diese Weise eine ganze Menge Wasser zurückgeholt. Was ganz am Ende dieser vielen Prozesse herauskommt, ist der eigentliche Urin, so wie wir ihn kennen. Der Filter wird übrigens korrekt als Nierenkörperchen bezeichnet.

Nun etwas genauer: Die Nieren sind sehr gut durchblutet. Die kleinsten Gefäße, die Kapillaren, verzweigen sich im Nierenkörperchen, dem Filter, in zahlreiche Schlingen. Durch eine Art Überdruck wird das Blut aus diesen winzigen Gefäßen wie durch ein Sieb abgepresst. Das Sieb ist dreischichtig, verschiedene Zellarten und eine besondere Membran sind an dem komplexen Aufbau des Siebs beteiligt. Die kleinsten Schlitze dieses Siebs sind gerade einmal 5 Nanometer (nm) groß (1 nm = 1 Millionstel Millimeter). Durch dieses Sieb gelangen daher nur Moleküle und Stoffe, die klein genug sind, um sich durch dieses winzige Schlitzgitter zu zwängen. Elektrochemische Eigenschaften spielen bei der Passage dieses Filters auch eine Rolle. Am Ende werden Körperzellen, Eiweiße (Proteine) und Immunglobuline (Antikörper) vom Sieb aufgefangen und verbleiben so im Gefäßsystem. Sie landen gar nicht erst im Harn. Die erste abgepresste Vorstufe des Harns enthält Wasser, Elektrolyte wie Natrium, Kalium, Kalzium, Magnesium und andere, Glukose (Zucker), Aminosäuren, aus denen Proteine gebaut werden, Harnstoff, aber auch andere Ionen wie Oxalat, Sulfat, Phosphat und viele mehr. Nicht alles möchte der Körper wirklich verlieren. Glukose und Aminosäuren zum Beispiel sind wertvolle Energieträger. Die Aufgabe der Feinabstimmung, also die wertvollen Stoffe zurückzuholen oder Überflüssiges und Abfallprodukte zusätzlich noch hinterherzuschütten, übernimmt ein Kanalsystem, das aus unterschiedlichen Abschnitten besteht. Den letzten Abschnitt des Kanalsystems bilden die Sammelrohre. Diese geben das Endprodukt Urin in das Nierenbecken ab.

Die Regulation und die Abläufe in den einzelnen Abschnitten des Kanalsystems sind faszinierend, aber sehr kompliziert. In den unterschiedlichen Abschnitten des Kanalsystems haben die Kanalzellen unterschiedliche

Eigenschaften, da ihnen wiederum spezielle Aufgaben zugewiesen sind. Unter anderem spielen bestimmte Transporter und Kanäle im Kanalsystem eine besondere Rolle. Das sind Enzyme und Eiweiße in der Zellwand, die die Rückaufnahme eines Stoffes aus dem Harn (Resorption) oder die Ausscheidung (Sekretion) in den Harn unterstützen sollen. Die Regulation all dieser komplizierten Transportvorgänge ist dabei von unendlich vielen Faktoren abhängig, unter anderem vom pH-Wert, von anderen Elektrolyten und insbesondere von Hormonen und Botenstoffen. Auf diese Weise werden 99 Prozent des ursprünglich abgepressten Wassers wieder in den Körper zurückgeholt. Die wertvolle Glukose (Zucker) wird – in einem gesunden Menschen – fast vollständig aktiv zurückbeordert, man möchte ja nicht unnötig Energie verlieren. Oxalat hingegen ist ein unnützes Abfallprodukt, das man schnellstmöglich loswerden möchte, es wird daher zusätzlich noch aktiv in den Urin abgegeben.[7] Sie kennen Oxalat (Oxalsäure) vielleicht vom Spinat; wir kommen im nächsten Kapitel genauer darauf zu sprechen.

Warum gehe ich nun so detailliert darauf ein? Und was hat das alles mit Steinen zu tun? Das Kanalsystem spielt tatsächlich eine große Rolle bei der Entstehung von Steinen. Wie Sie sehen, ist der Urin ein Sammelbecken für die unterschiedlichsten Substanzen in unterschiedlichsten Konzentrationen. Ändert sich die Zusammensetzung, also die Stoffkonzentrationen oder der Urin-pH-Wert, kann das chemische Gleichgewicht kippen, Stoffe fallen aus, das heißt, es kommt zu Kristallisationen (dazu gleich mehr im nächsten Kapitel). Stoffkonzentrationen können sich durch folgende Mechanismen ändern: Das Angebot im Körper ist erhöht, weil wir im Übermaß etwas konsumieren, zum Beispiel Oxalat, das dann automatisch mit der Niere ausgeschieden wird. Oder aber die Verarbeitung im Kanalsystem ist gestört, zum Beispiel weil ein Transporter defekt ist, der wesentlich an der Sekretion oder Resorption einer Substanz beteiligt ist. So ein Defekt kann nur vorübergehend sein, zum Beispiel als Nebenwirkung eines Medikaments. Es kann sich aber auch um einen angeborenen Defekt handeln, der zu einer lebenslangen Fehlfunktion führen kann. Die Zusammensetzung des Urins ist dadurch dauerhaft beeinträchtigt. Das ist häufig, aber nicht immer, der Mechanismus bei den seltenen vererblichen Nierensteinerkrankungen (dazu mehr in Kapitel 5 ab Seite 95).

DAS WHO'S WHO DER STEINSZENE – EINE KLEINE BEGRIFFSBESTIMMUNG

Vom Urin nun zurück zu den Steinen. Der klassische kleine Stein, annähernd rund und klar begrenzt, wird auch als Konkrement bezeichnet. Hin und wieder werde ich auch diesen Begriff benutzen. Diese Steine können sich lösen und durch den Harnleiter Richtung Harnblase wandern. Dies führt so zu den berühmten, sehr schmerzhaften Koliken. Dann gibt es noch Steine, die nicht als abgegrenztes Kügelchen, sondern sehr groß und breitflächig wachsen und am Ende als eine große zusammenhängende Masse das Nierenbecken im wahrsten Sinne des Wortes auskleistern. Im Deutschen nennt man das »Nierenbeckenausgussstein«. Im Englischen gibt es ein malerisches Wort dafür: *staghorn*, also Hirschgeweih, und ähnlich verzweigt wie ein Geweih sieht ein solcher Nierenstein aus.[8]

Mithilfe eines Bildes kann man noch viel besser nachvollziehen, was mit Nierenbeckenausgussstein gemeint ist, zum Beispiel in einer Computertomographie (CT-Bild). Steine erscheinen in dieser Darstellungsform weiß, da diese Bereiche der Niere mit sogenanntem echoreichem Material gefüllt

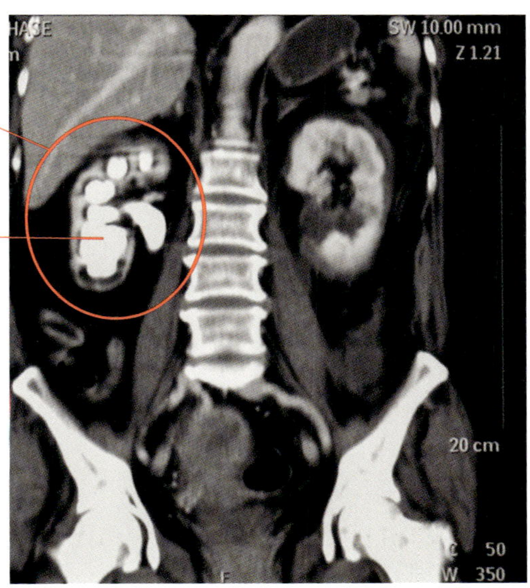

Links auf dem Bild ist eine Niere dargestellt, die zu großen Teilen von weißem (echoreichem) Material gefüllt ist – dies ist ein Nierenbeckenausgussstein.

sind, das heißt, die Struktur der Steine weist eine hohe Dichte auf, auf die die Röntgenstrahlung trifft.

Ein solcher Stein bewegt sich nicht und löst meist auch keine klassischen Koliken aus, sondern macht sich eher durch dumpfe Rückenschmerzen oder plötzliches Fieber als Zeichen einer Nierenbeckenentzündung oder gar erst durch eine langsame Verschlechterung der Nierenfunktion bemerkbar. Sogenannte Infektsteine oder Zystinsteine, eine seltene vererbliche Steinart, wachsen auf diese Art und Weise (in Kapitel 4, »Der Stein als Symptom«, ab Seite 79 und Kapitel 5, »Der seltene Stein«, ab Seite 95 werden wir noch genauer auf diese Steinarten eingehen).[9]

Eine Stein-Sonderform stellt die Nierenverkalkung dar, die sogenannte Nephrokalzinose. Hier handelt es sich nicht um einzelne Steine, sondern um eine diffuse Ablagerung von Kristallen im Nierengewebe, zum Beispiel im Nierenmark, in dem die Nierenkanälchen verlaufen. Schwere Nephrokalzinosen bergen ein höheres Risiko für eine Beeinträchtigung der Nierenfunktion. Eine Nephrokalzinose sollte immer Anlass sein zu überprüfen, ob sich eine Ursache und ein behandelbarer Risikofaktor im Urin finden lassen, auch wenn man nie eine Kolik oder ein klassisches abgrenzbares Konkrement hatte.[10]

Noch ein Begriff, der ab und zu auftaucht und vielleicht auch in Ihrem letzten Arztbrief in Ihrer Diagnosenliste stand: Nephrolithiasis. Das ist schlicht der medizinische Fachbegriff für Nierensteinleiden. Manche Fachbegriffe sehen auf den ersten Blick komplizierter aus, als sie sind. Nephrolithiasis setzt sich zusammen aus altgriechisch *nephro* für »Niere« und *lith* für »Stein«. Letzteren Begriff hat jeder schon mal gehört und kennt vielleicht den Begriff »Lithografie«, eine Drucktechnik, bei der mit einer bestimmten Steinart gearbeitet wird, auf der das zu Druckende aufgebracht ist.

WAS HABEN DIE NIEREN MIT VITAMIN D ZU TUN?

In den Nieren findet ein wichtiger Schritt der Vitamin-D-Bildung statt. Vitamin D ist, im wahrsten Sinne des Wortes, heutzutage in aller Munde: Nahrungsergänzungsmittel, die Vitamin D enthalten, sind für viele mittlerweile fester Bestandteil des Speiseplans. Ich werde im Laufe dieses Buches noch mal ausführlich auf diesen Trend und seine Bedeutung im Zusammenhang mit Nierensteinen eingehen. Damit hat es dieses Vitamin aber redlich verdient, dass ich hier kurz genauer auf seine Bildung eingehe. Sie können auch gern diesen Abschnitt zunächst überspringen und erst später hierher zurückkehren.

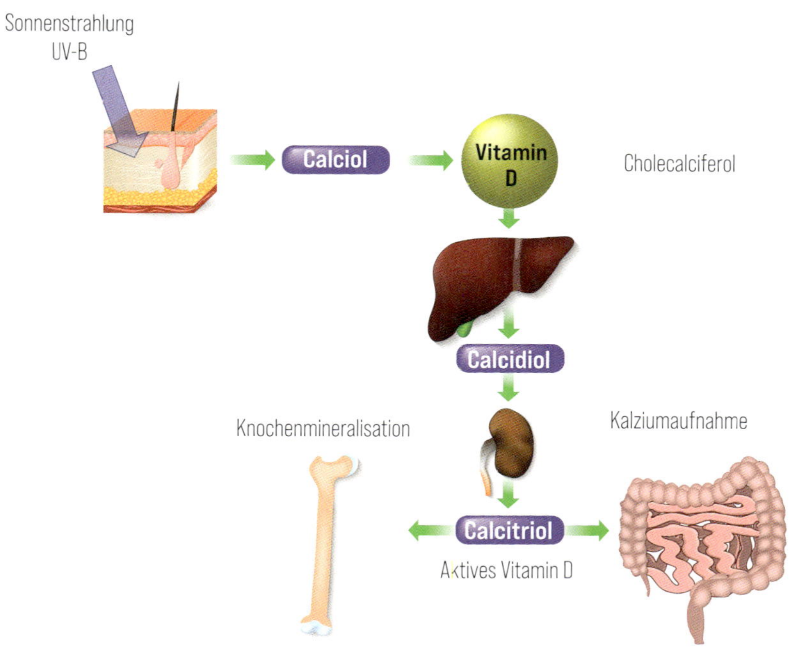

Haut, Leber und Nieren sind an der Bildung von Vitamin D beteiligt. In den Nieren entsteht die letzte, aktive Form. Hauptwirkort sind Knochen und Darm.

Der allererste Schritt der Vitamin-D-Bildung benötigt Sonneneinstrahlung: UV-Strahlung veranlasst die Bildung von Cholecalciferol, kurz Calciol, in der Haut. Cholecalciferol ist eine Art Vorstufe von Vitamin D. Es ist die Form, die durch die gängigen Vitamin-D-Tabletten zugeführt wird. Bis es wirken kann, sind aber noch ein paar weitere chemische Schritte nötig: Calciol wird in der Leber zunächst zu Calcidiol umgewandelt, dies ist die Hauptspeicherform des Vitamins D. Erst in der Niere entsteht dann aus der Zwischenstufe Calcidiol die eigentlich wirksame, das heißt im Körper aktive Form, das Calcitriol. Diese Form wird aktives Vitamin D genannt, das im Körper eine Wirkung hervorrufen kann.[11] Reguliert wird die Bildung von aktivem Vitamin D durch die Spiegel von Kalzium, Phosphat und dem sogenannten Parathormon im Blut. Mehr zur Entstehung und der Funktion des Parathormons wird in Kapitel 4, »Der Stein als Symptom«, unter dem Abschnitt »Die Aufgabe des Parathormons« (ab Seite 82) ausführlich besprochen. Hauptjob des Vitamins D ist die Steigerung der Kalziumaufnahme aus dem Darm sowie die Mineralisation des Knochens.[12]

WER IST IHR ANSPRECHPARTNER?

Wenn Sie den Verdacht haben, an Nierensteinen zu leiden, kommen als Ansprechpartner Ihr Hausarzt, ein Urologe und ein Nephrologe infrage. Der Hausarzt ist in der Regel Ihre erste Anlaufstelle und berät Sie allgemein – mit ihm können Sie zum Beispiel besprechen, ob eine erweiterte Abklärung Ihres Nierensteinleidens sinnvoll sein könnte. Was das heißt, erfahren Sie in den nächsten Kapiteln. Ihr Hausarzt kann Ihnen auch empfehlen, wer in Ihrer Region dafür der beste Ansprechpartner wäre.

Urologen haben eine chirurgische Ausbildung und führen die Entfernung von Nierensteinen durch. Beim niedergelassenen Urologen sind viele von Ihnen sicherlich ohnehin in Betreuung, da sie die ersten Ansprechpartner bei Nierenkoliken und in der Phase nach einer Nierensteinoperation sind. Er führt auch Sammelurinuntersuchungen durch, um den Ursachen für Nierensteine auf den Grund zu gehen.

Nephrologen sind die Fachärzte für Nierenheilkunde und gehören zu den Internisten. Steinoperationen können sie leider nicht durchführen, ihr Spezialgebiet ist die Ursachenfindung und die medikamentöse Therapie. Gerade wenn eine andere zugrunde liegende Ursache oder eine seltene Erkrankung hinter den Steinen vermutet wird oder wenn bereits mehrere Medikamente eingenommen werden, und immer dann, wenn bereits eine Einschränkung der Nierenfunktion vorliegt, sollte auch ein Besuch beim Nephrologen eingeplant werden. Bei langwierigen Nierensteinleiden mit wiederholten Rückfällen erfolgt im Idealfall eine gemeinsame Betreuung durch Urologe und Nephrologe.

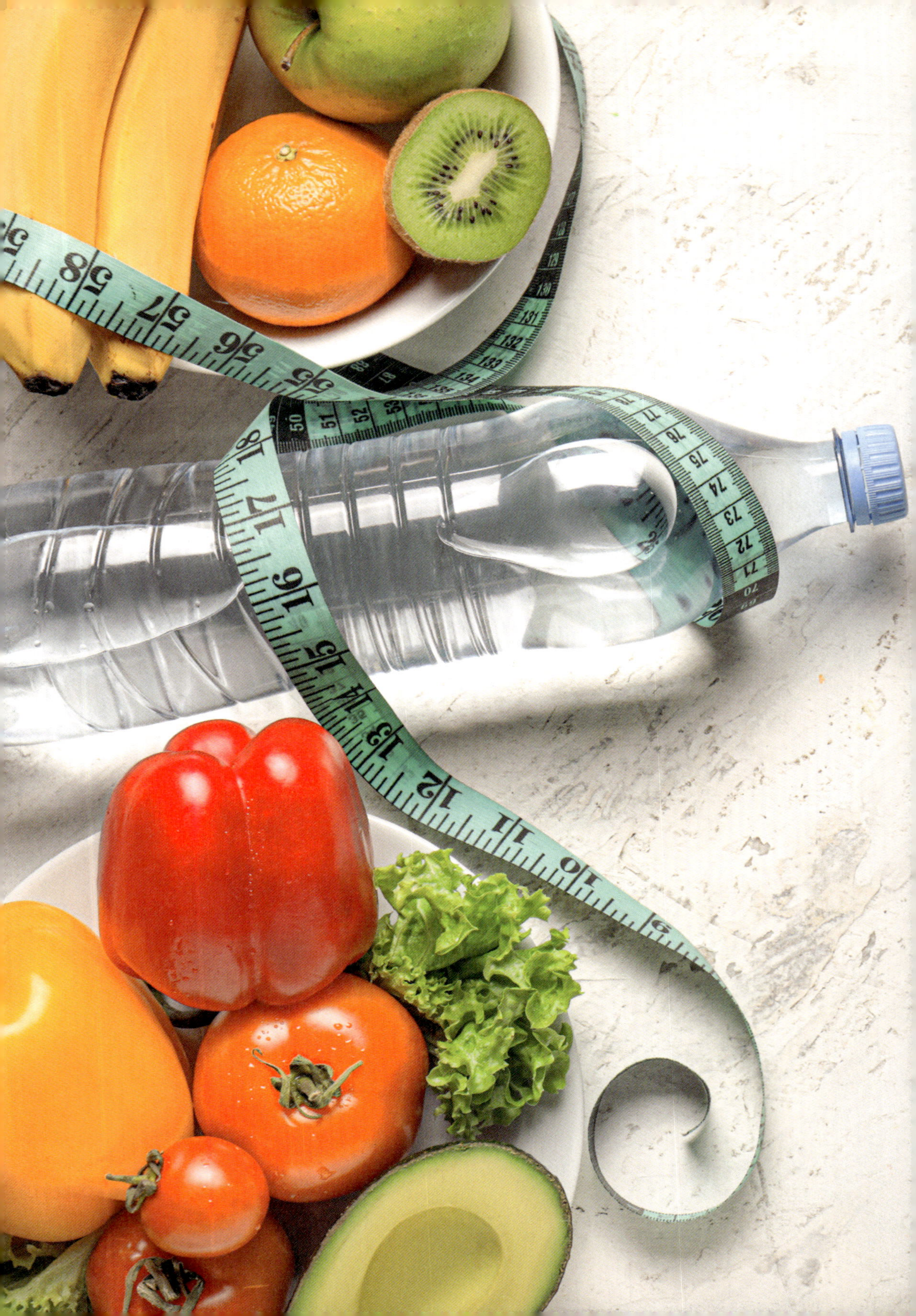

DER ERSTE STEIN

Ratschläge zur Prävention werden oft erst einmal in den Wind geschlagen, denn in der Regel bedeutet das, den »inneren Schweinehund« zu überwinden. Das gilt häufig auch bei den Themen Lebensstil und Ernährung. Wer aber gerade seine erste schmerzhafte Nierenkolik hinter sich hat, ist in der Regel hoch motiviert, alles zu tun, um eine weitere Kolik zu verhindern, auch wenn das eine Ernährungsumstellung beinhaltet. Und ich versichere Ihnen: Sie können viel dagegen tun, es liegt in Ihrer Hand! Im folgenden Kapitel gebe ich Ihnen das nötige Handwerkszeug dazu mit und verrate Ihnen, was Sie sonst noch nach der Diagnose Ihres ersten Nierensteins wissen müssen.

EPIDEMIOLOGIE, ENTSTEHUNG UND RISIKOFAKTOREN FÜR NIERENSTEINE

Herr M. rief eine Woche lang täglich an, um den Termin seiner Wahl zu bekommen. Er war am Telefon sehr hartnäckig: Er war nach einer Nierensteinoperation frisch aus der urologischen Klinik entlassen worden, nun stehe die nächste Dienstreise bereits Ende des Monats an, da müsse er schnell wieder fit sein. Und vor allem dürfe ihm so eine Nierensteinsache nicht noch mal passieren, vor allem nicht, wenn er unterwegs sei. Schließlich schob ihn die Sprechstundenhilfe kurzfristig am Nachmittag ein, da ein anderer Patient abgesagt hatte.

Tief besorgt sitzt er nun vor mir: Ende 40, bislang immer kerngesund. Er nehme keine Medikamente, nur Multivitamintabletten, da achte auch seine Frau darauf, versichert er mir. Und dann ausgerechnet das, dieser vermaledeite Nierenstein. »Glauben Sie mir«, beteuert er, »das waren Schmerzen! Die haben mir einen Heidenschrecken eingejagt, ich dachte ja erst, nun muss ein Gefäß geplatzt sein oder so. Dann das Warten in der Notaufnahme, dann dieser Grünschnabel, der sich nicht getraut hat, mir gleich zu Beginn ein ordentliches Schmerzmittel zu geben. Und operieren mussten sie mich trotzdem, weil der Stein sich verhakt hat und dann stecken geblieben ist. Hören Sie«, endet er schließlich, »das darf nicht noch einmal passieren. Für so etwas habe ich einfach keine Zeit. Momentan jagt in meiner Firma ein Termin den nächsten. Ich muss fit sein, glauben Sie mir! Ich trinke jetzt schon jeden Tag vier Liter Wasser, bis mir schlecht davon wird. Bitte verschreiben Sie mir irgendeine Tablette. Im Internet gibt es doch eine ganze Menge im Angebot, oder etwa nicht? Da wäre es schon gut, wenn Sie mir was empfehlen könnten. Ich kann ja nur schlecht alles, was empfohlen wird, auf einmal nehmen. Bei jedem Ziehen über der rechten Seite denke ich, es geht schon wieder los …« Er zieht einen Krankenhausbericht aus seiner Aktentasche und legt ihn ab. »100 Prozent Kalziumoxalat«, liest er mir vor. »Da kann auch was Schlimmes dahinterstecken«, betont er. Auch das habe er mithilfe von Google herausgefunden.

Die Sorge ist Herrn M. sichtlich ins Gesicht geschrieben. In der kurzen Verschnaufpause, die er sich nun gönnt, kann ich dann meinerseits ein paar Fragen stellen.

Routinemäßig gehören dazu auch Fragen bezüglich der Ernährungs-, Trink- und sonstigen Lebensgewohnheiten. Folgendes kann Herr M. mir dazu berichten: Er hatte vor etwa zwei Jahren nochmals den Job gewechselt, das hieß größere Verantwortung, mehr Geld – aber immer unterwegs. Am Wochenende kocht seine Frau zu Hause für die Familie, unter der Woche hat er sich an To-go-Gerichte gewöhnt, er gönnt sich vielfach Snacks für zwischendurch. Im letzten Jahr habe er 10 bis 12 Kilo zugenommen, zu Sport ist er am Wochenende einfach nicht mehr in der Lage – die Kinder wollen ja auch noch bespaßt werden. Um weitere Steine zu verhindern, trinke er nun brav vier Liter Wasser am Tag, auch wenn es ihm schwerfalle – davor war es deutlich weniger gewesen, und zwar vor allem Kaffee und Cola, um wach zu bleiben. Um sich fit zu halten, nehme er täglich zwei Multivitamintabletten, die habe seine Frau ihm besorgt. Diese enthielten neben den Vitaminen C, D, E, B_{12} und Folsäure auch Kalium und Kalzium. Sonst habe er keine chronischen Erkrankungen. Er ist überzeugter Nichtraucher und trinkt höchstens mal am Wochenende ein Gläschen Rotwein – das sei ja sogar gesund für die Gefäße, nicht wahr? Probleme mit Diabetes oder Blutdruck werden verneint. Im Entlassungsbericht von der urologischen Klinik steht beim Blutdruck »150/99 Millimeter Quecksilbersäule (mmHg)« – aber da habe er ja auch Schmerzen gehabt, dann sei das ja ohnehin nicht verwertbar, richtig? »Ab nächster Woche bin ich wieder auf Achse. Da muss ich wieder fit sein! Wenn man einmal anfängt, im Internet ein bisschen zu lesen, macht man sich schon ein bisschen Sorgen, wie das weitergeht. Das müssen wir jetzt alles schnell klären, Frau Doktor!«

Diese Situation ist geradezu klassisch. Gehen wir also Herrn M.s Fragen Schritt für Schritt gemeinsam durch.

»Das war so schmerzhaft! Kann das Ziehen vielleicht schon wieder ein neuer Stein sein?«

Nierensteine können sich auf die unterschiedlichste Weise bemerkbar machen – oder gar nicht. Sie können Jahre bis Jahrzehnte in der Niere sitzen, ohne dass sie Symptome hervorrufen. Per Zufall werden sie dann zum Beispiel im Rahmen einer Ultraschalluntersuchung entdeckt. Man nennt dies einen asymptomatischen Nierenstein. Manche Patienten erleben nur einen einzigen Steinabgang in ihrem Leben, manche können mit ihren unzähligen Steinen ein Museum füllen. Ein Stein oder kleine Steinsplitter können sich jedoch lösen und sich auf Wanderschaft begeben. Sie gelangen von der Niere in die Harnleiter und in die Harnblase, wo sie dann mit dem Urin ausgeschieden werden.

Die Schmerzen wandern im wortwörtlichen Sinne mit dem Stein mit: vom Rücken nach vorn, den gesamten Bauch hinunter bis in Richtung Harnblase. Die glatte Muskulatur der Harnleiter zieht sich hierbei zusammen, um den Fremdkörper zu transportieren, sogenannte Kontraktionen, und das kann in der Tat höllische Schmerzen verursachen.[13] Einer meiner Patienten, den es übel getroffen hatte, verglich die Schmerzen gar mit Wehen. Manche Steine wachsen sehr breitflächig und können das ganze Nierenbecken ausfüllen, es handelt sich dann um einen sogenannten Nierenbeckenausgussstein, wie unter »Das Who's who der Steinszene« ab Seite 17 ausführlich beschrieben. Dies führt dann eher zu dumpfen, drückenden Rücken- oder Flankenschmerzen, klassische Koliken fehlen oft.

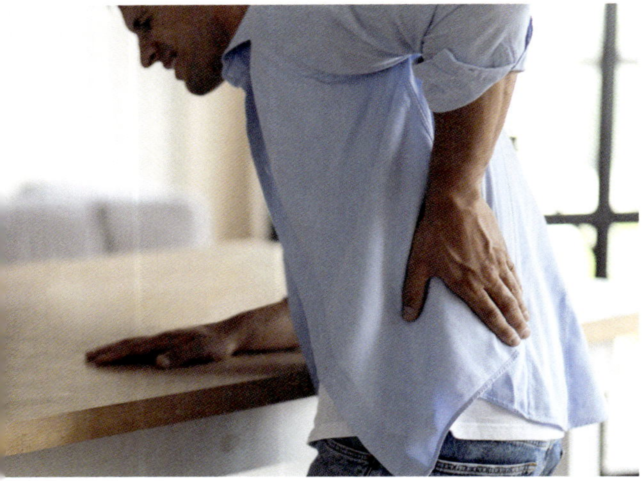

Nierensteinkoliken treten oft in Form von einseitigen Rückenschmerzen auf und können dann auch mit einem Bandscheibenvorfall verwechselt werden.

Im Fall einer akuten Kolik ist ein Besuch in der Notaufnahme unvermeidbar, um Schmerzmittel direkt ins Blut zu verabreichen. Es ist also nur verständlich, dass Herr M. keine Lust verspürt, solch eine Episode noch mal durchzumachen. Meiner Erfahrung nach ist für viele Patienten ein Nierensteinabgang ein so traumatisches Erlebnis, dass ihre Motivation, eine weitere Nierensteinkolik zu vermeiden, direkt nach Entlassung aus dem Krankenhaus meist keine Grenzen kennt. Oft ist die Angst vor einem Nierenstein so groß, dass ein Patient nach seiner ersten Kolik selbst bei einem kleinen Ziehen im Rücken sofort wieder beim Arzt vorstellig wird, aus Sorge, der nächste Stein sei bereits im Anmarsch.

Allerdings braucht so ein Stein schon etwas Zeit, um sich neu zu bilden. Nur bei sehr speziellen Erkrankungen, insbesondere bei angeborenen Stoffwechselerkrankungen oder sogenannten Infektsteinen, können sich Steine sehr, sehr schnell nachbilden. Bestehen nach der operativen Entfernung eines Steins unangenehme Schmerzen oder Koliken, müsste man eher prüfen, ob vielleicht ein Splitter übrig geblieben ist, der nun Ärger macht, oder ob es im Rahmen der Operation irgendwelche Komplikationen gab. Vielleicht haben auch mehrere Steine vorgelegen, die nicht alle entfernt werden konnten, sodass sich ein »alter«, noch nicht geborgener Stein auf Wanderschaft begeben hat. In solch einem Fall wäre es sinnvoll, wenn sich ein Urologe den Urogenitaltrakt mit bildgebenden Untersuchungsmethoden nochmals ansieht, gerade wenn vor Kurzem eine Operation durchgeführt worden ist. Herr M. war sogar schon in der Notaufnahme gewesen wegen dieses Ziehens im Rücken, es war aber alles in Ordnung gewesen.

Ich kann Herrn M. also erst einmal beruhigen. Wir werden voraussichtlich genug Zeit haben, um zu klären, wo sein Stein herkam und wie wir weitere Steine verhindern. Nur ein wichtiger Punkt vorneweg: Ein paar Tage guter Wille reichen in der Regel nicht aus, um Nierensteinen den Garaus zu machen. Im Gegenteil: Ohne den berühmten langen Atem geht es bei Nierensteinen nicht. Dazu später mehr.

»Und wie schnell kann ich nun einen neuen Nierenstein kriegen? Wie hoch ist mein Risiko? Habe ich ab jetzt jedes Jahr so einen Stein?«

Herr M. hat ein individuelles Risiko von circa 20 Prozent, in den nächsten zehn Jahren ein zweites Nierensteinereignis zu erleiden. Wie ich das so genau sagen kann? Wissenschaftler haben sich intensiv damit beschäftigt, mit welcher Methode es sich bestmöglich vorhersagen lässt, wie hoch das Risiko ist, rezidivierende, das heißt wiederkehrende, Nierensteinereignisse zu erleiden. Ich spiele mit meinen Patienten dann das sogenannte ROKS-Nomogramm[14] durch. Hier werden Punkte für verschiedene Risikofaktoren vergeben. Dazu gehören beispielsweise Alter, familiäre Belastung, Geschlecht (Männer haben das Nachsehen), Steinart, das Vorhandensein von weiteren asymptomatischen Steinen und noch einige andere. Man zählt dann die Punkte zusammen und kann an einem Diagramm ablesen, wie hoch die Wahrscheinlichkeit ist, dass man nach zwei, fünf oder zehn Jahren erneut an einem Nierenstein leidet.

Eine solche Risikoabschätzung kann auch dabei helfen zu entscheiden, ob man frühzeitig eine erweiterte medizinische Abklärung anstreben sollte oder ob eine medikamentöse Prophylaxe sinnvoll sein könnte. Übrigens: Ein junges Lebensalter beim ersten Stein ist mit einem hohen Risiko verbunden, nochmals einen Nierenstein zu entwickeln. Die Älteren dürfen also etwas entspannter weiterlesen. Und noch ein wichtiger Punkt: Diese eben beschriebene Einschätzung ist nur dann sinnvoll, wenn keine bekannte Erkrankung vorliegt, die direkt zu Nierensteinen führt.

»Mal abgesehen von diesen Höllenschmerzen, haben Nierensteine denn noch irgendwelche anderen Nebenwirkungen? Oder soll ich einfach nur Schmerzmittel einnehmen und abwarten?«

Steine sind nicht nur sehr schmerzhaft und wirbeln den Tagesplan durcheinander. Wenn sie sich lösen und auf Wanderschaft gehen, können sie im Nierenbecken, im Harnleiter oder in der Blase hängen bleiben. Dies kann zu einem akuten Stau in den ableitenden Harnwegen führen, im schlimmsten Fall zu einem akuten Nierenversagen als Folge eines Abflussproblems des Harns.

Setzt sich darauf noch ein Infekt, nennt sich das »infizierte Harnstauungsniere«. Das kann bis zur Blutvergiftung und Behandlung auf der Intensivstation führen.[15] Dies passiert natürlich nicht immer, viele Steine gehen zwar unter Schmerzen, aber ohne Komplikation ab. Aber man will natürlich auch nicht der Pechvogel sein, dem dieser Supergau widerfährt. Rücken- und Bauchschmerzen können zudem viele Ursachen haben, nicht zwingenderweise steckt dann ein Nierenstein dahinter[16] – ein Besuch beim Arzt ist daher meist unerlässlich. Im letzten Kapitel dieses Buches (Kapitel 6, »Der Stein muss raus«, ab Seite 111) werde ich noch genauer darauf eingehen, was man genau bei einer akuten Kolik machen sollte.

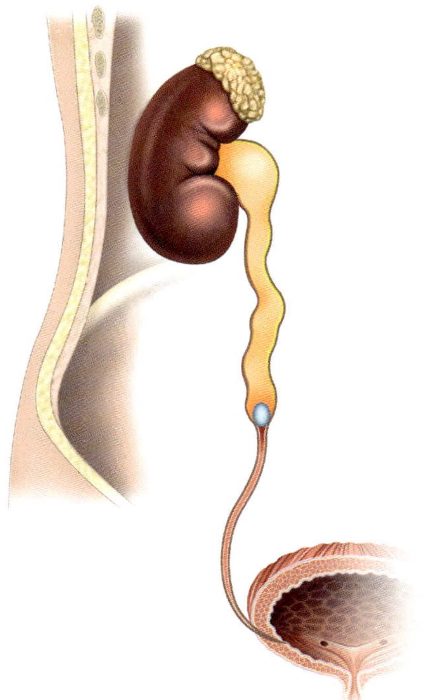

Wenn ein Stein im Harnleiter stecken bleibt, kann der Urin nicht mehr aus dem Abschnitt oberhalb des blockierenden Steins abfließen. Der Urin droht sich bis in die Niere aufzustauen.

Steine können auch ein Symptom für eine andere zugrunde liegende Erkrankung sein oder ein Warnsignal, dass die Ernährung und Lebensweise nicht optimal sind. Ein erster Nierenstein sollte daher auf alle Fälle Anlass sein, darüber nachzudenken, warum man diesen Nierenstein entwickelt hat.

»Wie entstehen eigentlich Nierensteine? Kann man das in meinem Fall so einfach sagen?«

Gleich vorneweg: Mit der Beantwortung dieser Frage allein könnte man ein ganzes Buch füllen, dabei sind viele Schritte wissenschaftlich noch gar nicht geklärt. »So einfach« ist das daher leider nicht. Die wichtigsten Überlegungen lauten: Wie bereits in Kapitel 1, »Jetzt geht's an die Nieren« (siehe ab Seite 9), kurz angerissen, hat die Steinbildung sehr viel mit der Zusammensetzung des Urins zu tun. Ist in einer Lösung, hier der Urin, eine Substanz in besonders hoher Konzentration vorhanden, dann fällt diese deutlich leichter aus. Das bedeutet, dass sich Kristalle bilden, was wiederum zur Bildung von Nierensteinen führt.

Ein Beispiel: Eine sehr hohe Kalziumkonzentration führt zu einem erhöhten Risiko für die Bildung von kalziumhaltigen Steinen. Deutlich erhöhte Mengen an Kalzium, Oxalat, Phosphat und Harnsäure können auf diese Weise eine Kristallbildung begünstigen.[17] Des Weiteren gibt es Stoffe, die nicht Bestandteil von Steinen sind, aber indirekt auf die Steinbildung einen Einfluss haben können. Von einem Stoff, der vor Steinbildung schützt, heißt es, dass er protektiv wirkt. Ein wichtiges Beispiel hierfür ist Zitrat, das sich von der Zitronensäure ableitet. Es kann die Kristallbildung hemmen und daher gegen Steine schützen.

Der Urin enthält noch eine Vielzahl weiterer Stoffe und Substanzen, von denen man nicht immer weiß, ob und wenn ja welche Rolle sie bei der Steinbildung spielen. Ein Beispiel hierfür ist Magnesium. Hier scheiden sich die Geister, das soll heißen: Die Hälfte aller entsprechenden Studien bescheinigt Magnesium im Urin einen vor Nierensteinen schützenden Effekt, die Ergebnisse der anderen Hälfte der Studien legen nahe, dass in Magnesium keine Hilfe bei der Vorbeugung vor Nierensteinen zu sehen ist. Schaden tut es jedoch nicht.[18]

Manche Substanzen oder Faktoren spielen indirekt eine Rolle bei der Steinentstehung oder -prävention, indem sie die Löslichkeit von Stoffen beeinflussen. Bekanntester Vertreter ist der pH-Wert, der es einem aber sehr schwer machen kann. Ein hoher pH-Wert kann einerseits vor Kalziumoxalatsteinen schützen, andererseits kurbelt er aber, wenn er zu hoch steigt, die Bildung von Kalziumphosphatsteinen an.[19] Wie fast immer im Leben liegt das Ideal also in der goldenen Mitte.

Erwähnen möchte ich zudem, dass es mehr als 1000 unterschiedliche kleinste Stoffe im Urin gibt, die eine wichtige Rolle dabei spielen, die Homöostase im

Urin stabil zu halten.[20] Mengenmäßig sind sie so klein, dass man sie in Routineuntersuchungen gar nicht messen kann. Was die Sache noch komplizierter macht: Am Ende entscheidet das Zusammenspiel aller Faktoren darüber, ob sich ein Stein bildet oder nicht. Das einzig Einfache hinsichtlich der Vorhersagbarkeit von Steinbildung ist das Urinvolumen. Wer viel Flüssigkeit zu sich nimmt und entsprechend viel Urin produziert, sorgt dafür, dass die verschiedenen Substanzen im Urin stark verdünnt werden, das heißt, sie sind niedriger konzentriert. Somit ist die Wahrscheinlichkeit deutlich geringer, dass sie auskristallisieren und Steine bilden.

In der unten stehenden Übersicht ist noch einmal zusammengefasst, wie Steine entstehen. Bei den wichtigsten Stoffen im Urin, die eine Rolle bei der Steinbildung spielen und gleichzeitig gut gemessen und sogar therapeutisch beeinflusst werden können, handelt es sich um Oxalat, Kalzium, Harnsäure,

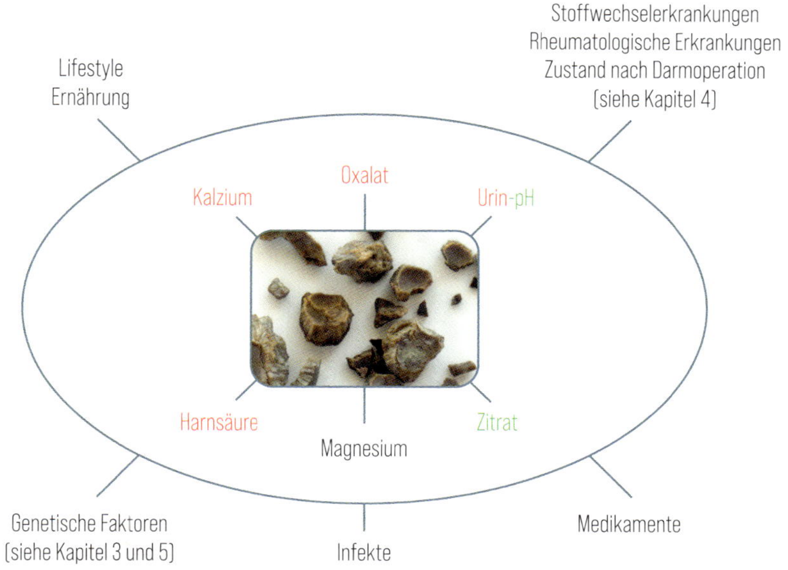

Oxalat, Kalzium, Harnsäure et cetera spielen eine Rolle bei der Steinbildung. Grün sind die Stoffe gekennzeichnet, die eher gegen Steine schützen; in Rot diejenigen, die die Steinbildung triggern. Die außerhalb des Kreises stehenden Begriffe wie Ernährung oder Medikamente haben wiederum einen entscheidenden Einfluss auf die Zusammensetzung des Urins, also auf die Konzentrationen von Oxalat und Co.

Zitrat und einen suboptimalen Urin-pH-Wert. Manche dieser Stoffe schützen vor Steinen, andere triggern die Steinbildung. Der Urin-pH-Wert kann sich sowohl positiv als auch negativ auswirken, und zwar je nachdem, wie der Wert ausfällt und welche Nierensteinart unter Umständen damit gefördert wird. Die Konzentration dieser Stoffe und damit die Zusammensetzung des Urins wird durch verschiedene Faktoren wie Ernährung, Veranlagung oder andere Erkrankungen beeinflusst.

Alles in allem kann man Steine als Folge einer gestörten Homöostase des Urins bezeichnen. Wie aber kommt es dazu? Warum kommt es zu Abweichungen? Die Ursachen – Sie ahnen es wohl schon – sind komplex und vielfältig. Funktionsstörungen der Niere selbst, hormonelle Fehlregulationen, rheumatologische Erkrankungen, bestimmte Medikamente, Ernährungsgewohnheiten und natürlich individuelle, erblich bedingte Veranlagung können jeweils Einfluss auf die Urinzusammensetzung nehmen.

Große Beobachtungsstudien deuten darauf hin, dass Nierensteine zu circa 50 Prozent genetisch bedingt sind, also dass gewisse vererbte Veranlagungen dazu führen, dass ein Patient schneller Steine entwickelt als andere. Manche Menschen haben beispielsweise die Veranlagung, tendenziell etwas zu viel Kalzium über die Niere zu verlieren, ohne dass es einen offensichtlichen Grund dafür gibt. Studienergebnisse lassen vermuten, dass äußere, beeinflussbare Faktoren wie die Ernährung das Risiko, Nierensteine zu entwickeln, etwa in gleichem Maße beeinflussen wie unsere Veranlagung. Epidemiologische Analysen in mehreren großen Kohorten konnten nachdrücklich und übereinstimmend zeigen, dass Übergewicht, mangelnde Bewegung und Diabetes mellitus Typ 2, im Volksmund als Zuckerkrankheit bezeichnet, ebenfalls das Risiko für Nierensteine erhöhen.[21,22] Gleichzeitig weisen Daten darauf hin, dass Patienten mit Nierensteinen im Umkehrschluss ein statistisch höheres Risiko haben, später einen Bluthochdruck, eine chronische Nierenschwäche, Gefäßverkalkungen und sogar einen Herzinfarkt zu entwickeln.[23,24,25]

Wie das alles genau zusammenhängt, weiß man leider noch nicht, aber es ist naheliegend, dass Steinbildung und Herz-Kreislauf-Erkrankungen allem

Anschein nach einige Risikofaktoren miteinander teilen.[26] Man kann es auch so interpretieren: Ein plötzlicher Nierenstein im Alter von Ende 40 kann ein Warnsignal sein, dass Sie dringend Ihre Lebensweise und Ihr Gewicht überdenken sowie Ihren Blutdruck und Ihre Blutfettwerte checken lassen sollten. Es gilt daher: Viel Bewegung und gesunde Ernährung schützen nicht nur vor Nierensteinen, sondern auch vor mancherlei anderem gesundheitlichem Ungemach. Eigentlich ist es doch ganz praktisch, auf diese Weise mehrere Fliegen mit einer Klatsche zu erwischen. Um die Sache noch etwas komplizierter zu machen, gab es in den letzten Jahren Vermutungen, dass unsere Darmflora ebenfalls eine Rolle bei der Steinbildung spielen könnte, abschließende Untersuchungen stehen hierzu aber noch aus.[27]

Außerdem gibt es noch zahlreiche sehr offensichtliche Gründe, die die Steinbildung begünstigen können, beispielsweise chronische Infekte oder Engstellen in den ableitenden Harnwegen. Letztere können angeboren oder erworben sein, beispielsweise nach Entzündungen, Operationen oder Bestrahlungen im entsprechenden Gebiet. Dies kann ein Urologe am besten untersuchen und klären.

Welche Laboruntersuchungen beim ersten Nierenstein sinnvoll sind

Neben der ausführlichen Befragung (Anamnese) und einer körperlichen Untersuchung – eine solche habe ich Ihnen in Rücksichtnahme auf Herrn M. unterschlagen – sind beim allerersten Nierenstein zunächst nur zwei Untersuchungen notwendig: eine sogenannte Steinanalyse und eine Urinprobe.

»In meinem Befund steht >100 Prozent Kalziumoxalat<. Was bedeutet das eigentlich?«

Im Fall von Herrn M. war sehr gut, dass daran gedacht wurde, den Stein zur Analyse ins Labor einzuschicken. Das ist für die Diagnosefindung, also zur Klärung der Frage, was hinter dem Stein steckt und wie man ihn behandeln kann, enorm wichtig. Eine solche Analyse untersucht, aus welchen chemischen Bausteinen ein Nierenstein besteht. Es gibt Harnsäure-, Kalziumoxalat-, Karbonatapatit-, Struvit- und Zystinsteine, um die häufigsten zu nennen. Die

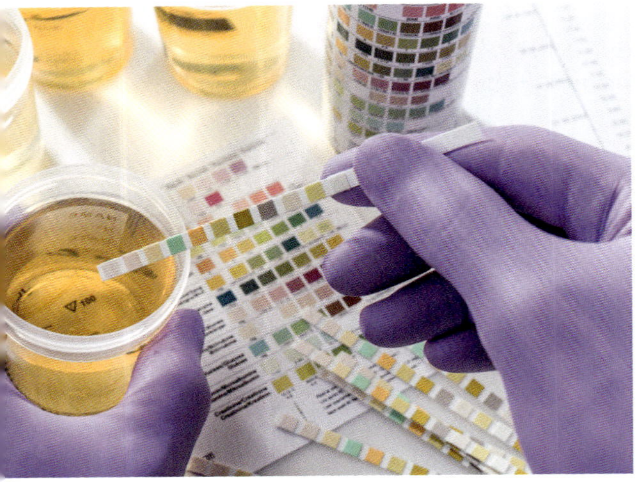

Der Urinteststreifen liefert wichtige Erkenntnisse und der Test kann schnell und einfach durchgeführt werden.

Zusammensetzung der Steine kann variieren, beispielsweise kann ein Stein auch mal zu 50 Prozent aus Harnsäure und zu 50 Prozent aus Kalziumoxalat bestehen.

Kalziumoxalat-haltige Steine sind die häufigste Art von Nierensteinen.[28] Zwar gibt es auch andere ernsthafte Erkrankungen, die sich dahinter verbergen können, aber bei Herrn M. würde ich erst mal Entwarnung geben: Zufällig festgestellte Nierensteine, die keine klare Ursache haben und einfach so auftreten, sind sehr oft aus Kalziumoxalat. Bei Menschen, bei denen Nierensteine wiederholt auftreten, kann die Steinart sogar im Verlauf der Zeit wechseln. Das ist ein Hinweis darauf, dass man vielleicht die Therapie wechseln sollte. Oder dass plötzlich noch ein ganz anderes Problem dazugekommen ist.

Also: Versuchen Sie immer, einen Nierenstein zu bergen. Entsprechende Filter zum Auffangen gibt es beim Urologen oder Nierenarzt, zur Not tut's auch ein Kaffeefilter. Den Stein geben Sie dann beim behandelnden Arzt ab, der kümmert sich um den Versand ins passende Labor. Bitte denken Sie auch daran, nach einer Nierensteinoperation immer aktiv nach dem Stein zu fragen. Im Idealfall wird ein operativ geborgener Stein aber ohnehin in ein geeignetes Labor verschickt. Die einzige weitere Laboruntersuchung erfordert die Abgabe einer spontanen Urinprobe zur Durchführung eines sogenannten Urinstatus via Urinteststreifen. Hier sieht man Entzündungszellen, Eiweiß (Protein) und, ganz wichtig, den Urin-pH-Wert, der wie bereits erwähnt auch eine wichtige Rolle bei der Steinentstehung spielt. Wenn man direkt selbst mit dem Mikroskop den Urin anschaut, kann man Kristalle identifizieren, was dem Arzt wertvolle Hinweise geben kann. Fairerweise muss ich zugeben, dass das direkte Mikroskopieren von Kristallen zeitaufwendig und nicht in jeder Praxis verfügbar ist und nur in besonderen Fällen wirklich weiterhilft.

DIE ROLLE VON LEBENSSTIL UND ERNÄHRUNGSGEWOHNHEITEN

»Okay. Und was kann ich jetzt ganz konkret dafür tun, um weitere Steine zu verhindern?«

Herr M. ist sehr ungeduldig, daher zeigte ich ihm gleich die folgende Übersicht.[29,30]

WICHTIGE BASISMASSNAHMEN, UM DAS STEINRISIKO ZU SENKEN:

- Trinken Sie viel (Urinvolumen > 2 bis 2,5 Liter am Tag).
- Vermeiden Sie Softgetränke und gesüßte Getränke.
- Verringern Sie eine übermäßige Salzzufuhr.
- Essen Sie viel frisches Obst und Gemüse.
- Nehmen Sie nur selten Fleisch und Fleischprodukte zu sich.
- Achten Sie darauf, nicht zu viel und nicht zu wenig Kalzium zu sich zu nehmen! Die Empfehlung lautet: 1000 bis 1200 Milligramm Kalzium pro Tag, das heißt regelmäßig fettarme Milchprodukte.
- Vermeiden Sie sehr oxalatreiche Lebensmittel wie Spinat, Mangold, Rhabarber, Rote Bete sowie Nüsse in großen Mengen.
- Achten Sie auf regelmäßige körperliche Bewegung und versuchen Sie, Übergewicht zu vermeiden beziehungsweise abzubauen.

Aber nun noch ein paar Erläuterungen. Die wichtigste Regel von allen lautet: trinken, trinken, trinken. Und dann am besten gleich noch mal einen Schluck hinterher. Schon Avicenna empfahl seinen Patienten bei Steinleiden, große Mengen puren Wassers zwischen den Mahlzeiten zu sich zu nehmen. Die Logik

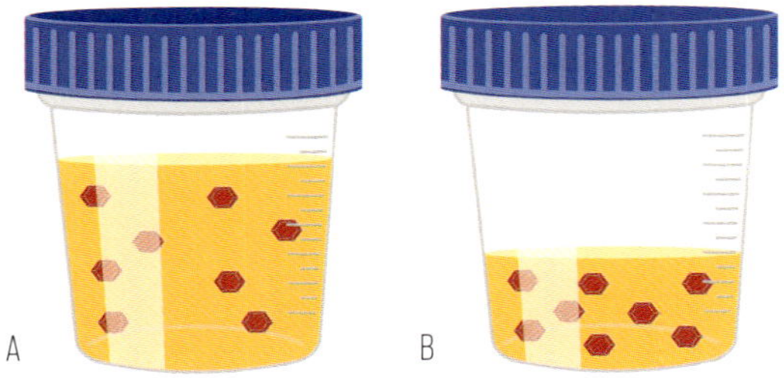

Das leuchtet jedem ein: Im Becher links (A) befindet sich mehr Flüssigkeit (Urin) als im Becher rechts (B). Die gleiche Menge an Stoffen ist daher weniger stark konzentriert, das chemische Ausfallen als Kristall wird schwieriger.

dahinter ist einleuchtend. Die Substanzen, die Kristalle bilden, sind einfach viel stärker verdünnt beziehungsweise geringer konzentriert und fallen daher nicht so einfach aus; das heißt, sie gehen nicht so einfach eine chemische Bindung miteinander ein, was der erste Schritt der Kristallbildung ist.

»Einfach. Günstig. Wirksam.« Diese Empfehlung mit dem Trinken gilt selbst bei den schwersten und seltensten Steinerkrankungen, bei denen noch weitere therapeutische Maßnahmen notwendig sind. So einfach sich das mit dem Trinken anhört, so schwierig lässt sich das manchmal im praktischen Leben umsetzen. Wenn man öfter unter Durchfall leidet oder massiv schwitzt, zum Beispiel beim Sport, verliert der Körper viel Flüssigkeit, die nicht mehr die Niere passiert und somit nicht dazu beitragen kann, den Urin zu verdünnen.

Richtziel ist daher das effektive Urinvolumen, also die Menge an Flüssigkeit, mit der die Niere tatsächlich gespült wird. Bei Nierensteinen ist es das Ziel, täglich 2 bis 2,5 Liter Urin pro Tag zu produzieren. Es lohnt sich also, tatsächlich mal 24 Stunden lang seinen Urin zu sammeln, um sich selbst und sein Trinkverhalten zu kontrollieren. Sammelbehälter, die solch eine Erfassung des Urinvolumens ermöglichen, gibt es beim Arzt, in der Regel beim Hausarzt, Internisten, Nephrologen oder Urologen. Sollte sich herausstellen, dass Sie nur 1 Liter Wasser lassen, obwohl Sie gesammelt tatsächlich 2,5 Liter trinken, dann besprechen Sie dies bitte mit Ihrem Arzt. Nicht nur eine Herzschwäche, auch

Magen-Darm-Erkrankungen oder krankhafter Nachtschweiß können dahinterstecken.

Die 4 Liter Wasser, die Herr M. trinkt, erscheinen etwas zu viel des Guten, vor allem da er sich ja sehr schwer damit tut. Besser ist eine Trinkmenge von vielleicht 2,5 bis 3 Litern pro Tag. Diese Menge zu trinken, kann auf lange Sicht leichter durchgehalten werden.

»Und was soll ich trinken? Gibt es eine besondere Marke, die Sie empfehlen können?«

Mineralwasser und ungesüßte Kräutertees sind ideal. Es wird manchmal diskutiert, ob bikarbonathaltiges Mineralwasser besonders günstig ist, aber wissenschaftlich ist das nicht untersucht. Am Ende gilt: Die Menge macht's, damit der Urin ordentlich verdünnt ist. Verboten sind Softgetränke, also Limonaden und Colagetränke jeglicher Art, und gesüßte Getränke allgemein, da diese nachweislich das Risiko, dass sich Nierensteine bilden, erhöhen können.[31] Interessanterweise deuten Studiendaten darauf hin, dass Orangensaft, also echter, frisch aus der Frucht gepresster Saft und nicht orange gefärbtes Zuckerwasser, vor Nierensteinen schützen könnte.[32] Also trinken Sie. Jeden Tag ein Schlückchen mehr. Nicht aufgeben. Stellen Sie sich jeden Tag sechs kleine Fläschchen Wasser à 0,5 Liter auf den Tisch, und dann wissen Sie, was Sie heute zu tun haben. Es gibt mittlerweile auch Apps, die einem dabei helfen, das Trinken nicht zu vergessen.

Wichtig ist es auch, die Trinkmenge gleichmäßig über den Tag zu verteilen. Wenn Sie zwölf Stunden lang nichts trinken und dann plötzlich einen ganzen Liter auf einmal in sich hineinkippen, ist Ihr Urin die ersten zwölf Stunden trotzdem zu hoch konzentriert. Wenn Sie, neben den Nierensteinen, noch an anderen Erkrankungen leiden, insbesondere an solchen der Niere oder der Leber oder an einer Herzerkrankung, oder wenn Ihnen gegenüber schon einmal eine Trinkmengenbeschränkung ausgesprochen wurde, dann müssen Sie vorab unbedingt die für Sie optimale Trinkmenge mit Ihrem Arzt absprechen.

NUTZEN SIE EINE APP

Falls Sie mit einer App versuchen wollen, Ihre Trinkmenge zu kontrollieren, möchte ich Sie bitten, eine App zu wählen, bei der Sie selbst die Zieltrinkmenge angeben können. Es gibt viele Apps, die die optimale Trinkmenge aus Parametern wie Alter, Geschlecht und Gewicht berechnen wollen, aber solche Schemata halte ich nicht für zielführend bei Steinpatienten.

»Na ja, das ist natürlich schwierig, wenn ich wieder so viel wegen Arbeit unterwegs bin und dann ständig aufs Klo muss …«

Unter uns: Dieses Argument zählt nicht. Wirklich nicht. Glauben Sie nicht, dass es besser ist, öfter als zweimal pro Tag auf die Toilette zu gehen, als mit heftigsten Koliken stundenlang auf einer ungemütlichen Pritsche auf den überlasteten Assistenzarzt zu warten? Ich biete meinen Patienten an, ihnen notfalls eine Bestätigung auszustellen, dass regelmäßiges Trinken und damit einhergehende Toilettenpausen medizinisch indiziert sind, sollte es zum Beispiel bei längeren Konferenzen unwillige Nachfragen geben. Aber Herr M. winkt ab, als ich darauf zu sprechen komme. So schlimm sei es nun doch wieder nicht. Eine Trinkmenge von sagen wir 2,5 Litern am Tag führt nun wirklich nicht zu stündlichem Toilettengang, da stimmt er mir zu.

Was sonst noch wichtig ist? Häufiger Konsum von Fleisch- und Wurstprodukten erhöht das Risiko für Nierensteine, sie sollten eher selten konsumiert werden. Regelmäßig sollten Sie frisches Obst und Gemüse verzehren, am besten in mehreren Portionen über den Tag verteilt. Obst und Gemüse sind nämlich Zitratlieferanten. Und Zitrat ist ein Stoff, der im Urin die Bildung von kalziumhaltigen Steinen verhindern kann. Zitrat kommt, wie bereits erwähnt (siehe Seite 30), von Zitronensäure, und tatsächlich können Sie für einen kleinen Zitrat-Booster eine halbe frische Zitrone auspressen, mit Wasser verdünnen und trinken. Das funktioniert aber nur mit frischer »echter« Zitrone und am besten pur, ohne diese in Zucker zu ertränken! Aus demselben Grund soll auch Orangensaft gegen Nierensteine schützen.

Vermeiden Sie Salz (Natriumchlorid). Salz enthält Natrium. Eine hohe Natriumausscheidung wiederum triggert in der Niere auf ziemlich komplexe Weise die Kalziumausscheidung, Natrium reißt sozusagen Kalzium mit sich. Und eine erhöhte Kalziumausscheidung fördert das Risiko, kalziumhaltige Nierensteine zu entwickeln. Also: Finger weg von Salz. Ziel sind weniger als 5 Gramm Natriumchlorid pro Tag.[33]

»Wie soll ich denn meine tägliche Salzzufuhr nachmessen?«

Kein Mensch wiegt Salz beim Essen ab. Also gebe ich Herrn M. folgende Tipps für den Alltag: nicht nachsalzen, Gerichte zum Mitnehmen und Fertigprodukte vermeiden. Ich rate ihm, lieber selbst zu würzen und dabei Kräuter zu bevorzugen. Salz kann auch versteckt in vielen Produkten enthalten sein, denen man dies nicht ansieht oder bei denen man es nicht gleich vermutet, zum Beispiel in Senf oder in Sojasoße. Also fangen Sie an, bei Ihren Lieblingsprodukten mal die Nährwerttabelle gründlich zu studieren und insbesondere auch den Natrium- und Natriumchloridgehalt zu vergleichen.

»Und Kalzium? Da ist doch auch Kalzium in meinen Steinen drin, vielleicht hilft es ja, wenn ich Milch und Käse weglasse?«

Das hört sich zunächst logisch an, aber: nein. Bitte tun Sie das nicht. Auch bei kalziumhaltigen Nierensteinen sollte die tägliche Kalziumzufuhr bei 1000 bis 1200 Milligramm liegen, das entspricht dem Kalziumgehalt, der von medizinischen Fachgesellschaften für Ernährung allgemein empfohlen wird.[34] Wie viel Kalzium in einer Scheibe Käse oder einem Viertelliter Milch enthalten ist, ist in der Regel auf der Verpackung oder im Internet in Form von zahlreichen Tabellen zu finden. Eine entsprechende Empfehlung dazu habe ich für Sie im Anhang hinterlegt. Bitte vermeiden Sie es nicht, kalziumhaltige Lebensmittel zu konsumieren, aber übertreiben Sie es auch nicht mit dem Kalzium.

Wie immer gilt es, das »goldene Mittelmaß« zu finden. Warum sollte man eine kalziumnormale Diät trotz kalziumhaltiger Nierensteine anstreben? Kalzium ist wichtig für die Knochen, und Untersuchungen haben klar belegt, dass eine kalziumarme Ernährung bei Nierensteinpatienten zu der frühzeitigen Entwicklung von Osteoporose führt.[35] Also essen Sie weiterhin Käse. Kalziumhaltige Nahrungsmittel, also Milchprodukte oder Brokkoli, um auch mal ein Gemüse zu benennen, das besonders reich an Kalzium ist, können sogar protektiv, das heißt schützend, gegen Nierensteine wirken. Warum? Man geht davon aus, dass Kalzium im Essen enthaltenes Oxalat schon im Magen-Darm-Trakt binden und somit die Aufnahme von besagtem Oxalat in den Körper blockieren kann. Dadurch soll am Ende das Risiko für Kalziumoxalatsteine sinken.[36]

»Was genau ist eigentlich dieses Oxalat? Das Wort fiel jetzt so oft, ich habe das vorher noch nie gehört.«

Oxalat ist ein Stoffwechselendprodukt, das in unserer Leber gebildet wird. Dies macht etwa 60 bis 80 Prozent des Oxalats im Körper aus. Der Rest

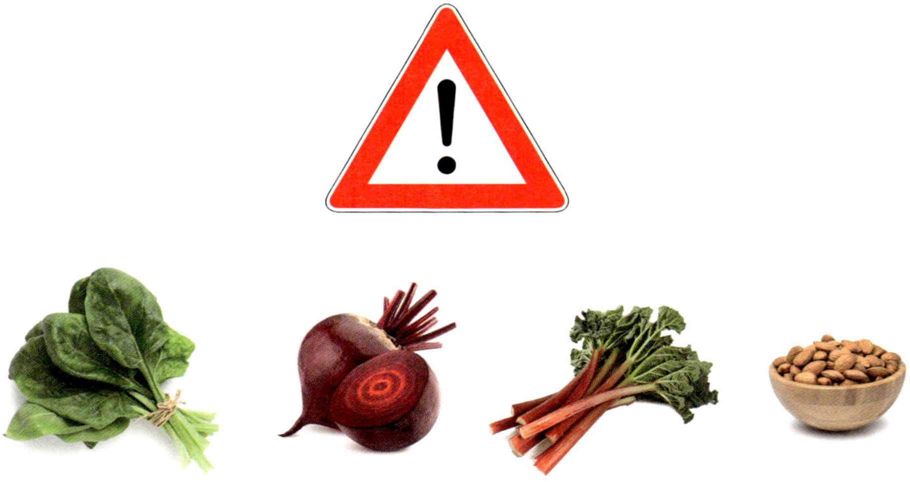

Diese sehr oxalathaltigen Lebensmittel sollten Sie nur in Maßen und in kleinen Mengen konsumieren.

wird mit der Nahrung aufgenommen. Das lässt sich nicht vermeiden, da fast alle Lebensmittel etwas Oxalat enthalten. Oxalat selbst hat keine Funktion im Körper und wird zum Großteil über die Niere im Urin ausgeschieden, ein weiterer kleiner Teil wird über den Stuhlgang ausgeschieden.[37] Essen wir an einem Tag besonders viel Oxalat, scheiden wir logischerweise auch mehr Oxalat im Urin aus. Die Oxalatkonzentration im Urin ist dann etwas höher und die Wahrscheinlichkeit, dass sich Kalziumoxalatkristalle bilden, ist ebenfalls erhöht. Versuchen Sie daher, extrem oxalathaltige Nahrungsmittel nur in kleinen Portionen und eher selten zu sich zu nehmen. Die schlimmsten »Oxalatbomben«, wie ich sie nenne, also extrem oxalathaltige Lebensmittel, sind Spinat, Mangold, Rote Bete und Rhabarber.[38] Wer hemmungslos Erdnüsse und Mandeln futtert, sammelt auch sehr viele »Oxalat-Punkte«.[39,40] Auch Kaffee und Kakao liefern Oxalat, vor allem wenn sie ohne Milch konsumiert werden.

Wer also nicht widerstehen konnte und sich eine Portion Rhabarberkompott gegönnt hat, sollte bitte an diesem Tag auf den Rote-Bete-Salat am Abend verzichten. Eine Handvoll Nüsse im Frühstücksmüsli ist vollkommen in Ordnung, da Nüsse ja besondere Fette enthalten, von der Dose gesalzener Erdnüsse vor dem Fernseher kann ich aber nur abraten. Um langfristig das Risiko für einen klassischen Nierenstein zu senken, sind diese Maßnahmen zunächst ausreichend.

Der Vollständigkeit halber sei erwähnt, dass es darüber hinaus noch zwei sehr komplexe Krankheitsbilder gibt, bei denen die Oxalat-Homöostase massiv gestört ist: die primäre Hyperoxalurie (Überproduktion in der Leber) und die sekundäre Hyperoxalurie (übermäßige Aufnahme aus dem Darm bei einer gastrointestinalen Vorerkrankung).[41] Diese Erkrankungen gehen ebenfalls mit Kalziumoxalat-haltigen Nierensteinen, aber auch mit exzessiv hohen Oxalatkonzentrationen im Urin einher. Insgesamt sind diese Krankheitsbilder aber sehr selten und erfordern viel weitreichendere therapeutische Maßnahmen, sie werden daher nur kurz in den Folgekapiteln (Kapitel 4, »Störungen im Oxalathaushalt«, ab Seite 86 und Kapitel 5, »Andere seltene Nierensteinerkrankungen«, ab Seite 107) beschrieben.

»Hm, mein Zimmernachbar im Krankenhaus, der auch wegen eines Nierensteins da war, meinte vor der Entlassung, er stelle seine Ernährung jetzt komplett auf vegan um. Sollte ich das auch machen?«

Die Idee mit der veganen Kost ist nicht gänzlich abwegig: Viel Obst und Gemüse zu essen ist wie erwähnt wichtiger Bestandteil einer Nierensteinen vorbeugenden Ernährung. Allerdings finden sich unter dieser Kost einige besonders oxalathaltige Nahrungsmittel. Und leider ist auch die Kalziumzufuhr bei veganer Kost oft ziemlich niedrig. Zum derzeitigen Stand der Wissenschaft gibt es keine Studie, die den Einfluss einer rein veganen Kost auf Nierensteine im Vergleich mit anderen Kostformen untersucht hat. Daher kann ich zum gegenwärtigen Zeitpunkt keine Empfehlung für eine rein vegane Kost zur Vorbeugung gegen Steine aussprechen. Für alle, die eine Empfehlung für eine ganz konkrete, bereits etablierte Ernährungsform haben wollen: Alles deutet darauf hin, dass eine mediterrane Kost oder eine ausgewogene vegetarische Ernährung, die auch fettarme Milchprodukte beinhaltet, bei Nierensteinleiden empfohlen werden kann.[42]

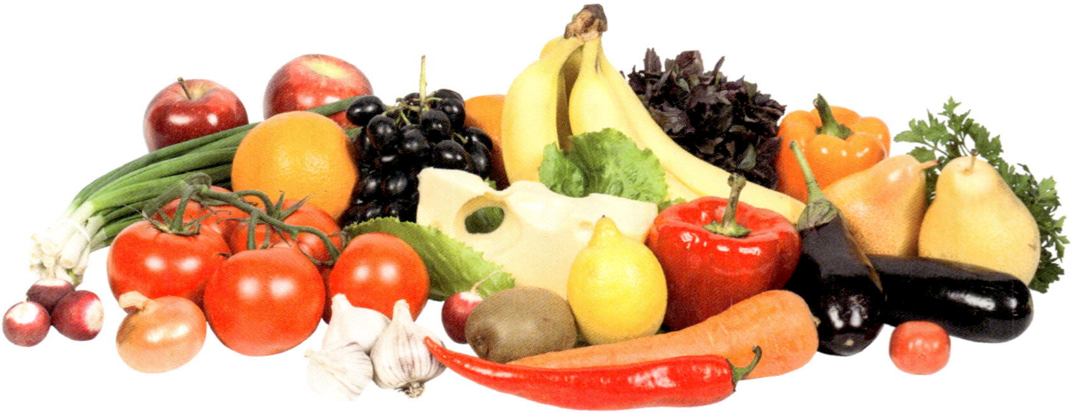

Bunt und lecker zu essen, schützt vor Nierensteinen! Ihre Ernährung sollte daher reichlich frisches Obst und Gemüse und Kalziumlieferanten wie Milchprodukte enthalten.

Auch die sogenannte DASH-Ernährungsweise, die gegen Bluthochdruck empfohlen wird, ist bei Nierensteinerkrankungen geeignet (DASH steht für »Dietary Approaches to Stop Hypertension«, auf Deutsch »Diätetischer Ansatz zum Stopp von Hypertension (Bluthochdruck)«.[43] Im Anhang auf Seite 128 finden Sie ein paar Vorschläge, wo Sie Informationen zu diesen bereits etablierten Ernährungsformen finden.

Wenn Herr M. sich an all die Vorschläge zur Ernährungsumstellung hält, werden von ganz allein auch ein paar Pfunde purzeln. Gut so! Eine Gewichtsnormalisierung bei Übergewicht und regelmäßige körperliche Bewegung gehören ebenfalls zu den grundlegenden Maßnahmen, die dabei helfen, Nierensteine zu verhindern.

DIE ROLLE VON MEDIKAMENTEN UND NAHRUNGSERGÄNZUNGSMITTELN

Auch wenn Herr M. mit deutlicher Motivation in meine Sprechstunde gekommen ist, so merkt man an seinem Stirnrunzeln doch, dass meine Vorschläge ihm langfristig mühsam erscheinen. Etwas schneller und 100 Prozent Erfolgsgarantie, das wäre Herrn M. lieber. Ist heutzutage nicht gegen alles ein Kraut gewachsen?

Der richtige Einsatz von Medikamenten gegen Nierensteine

»Na ja, das ist natürlich schon alles etwas mühsam. Gibt es denn gar keine Medikamente, die gegen Nierensteine helfen?«

Doch, die gibt es. Diese nimmt man aber erst ein, wenn es bereits zu mehreren Steinen gekommen ist und die Sorge berechtigt ist, dass es weitere Rezidive gibt. Dazu sind vorab weitere Untersuchungen nötig, um festzustellen, welcher Parameter im Urin krankhaft verändert ist, um diesen dann ganz gezielt medikamentös anzugehen. Es gibt zum Beispiel Medikamente, die die Kalziumausscheidung über die Niere hemmen oder den Urin basischer machen. Das ist ein pragmatischer, symptomorientierter Ansatz, der aber sehr effektiv dabei hilft, die Häufigkeit von Steinepisoden zu senken.

Bevor ein Arzt ein solches Medikament verschreibt, muss aber der Urin erst einmal genauer untersucht werden, um festzustellen, welche Stellschraube in der Urinhomöostase genau »locker« ist. Dies geschieht durch Sammelurine, das heißt, es muss über 24 Stunden jeder Tropfen Urin gesammelt werden, bevor man ihn zur Analyse ins Labor gibt. Unter anderem sind die bereits genannten Stoffe wie Kalzium, Oxalat, Natrium, Zitrat und Harnsäure im Sammelurin von Interesse.[44,45] Diese werden auch *urinary risk factors* genannt.

»Gut. Und wäre das nicht auch was für mich? Wollen wir diese urinary risk factors bestimmen?«

Aktuell eher nicht. Herr M. hatte mit Mitte 40 seinen allerersten Nierenstein. Wie er selbst zugibt, hat er zuvor eher ungesund gelebt, Gewicht zugelegt und sich nur noch selten bewegt. Andere Erkrankungen bestehen nicht, sein Stein enthält Kalziumoxalat, was gerade bei einem zufällig entdeckten Nierenstein sehr häufig ist. Aktuell besteht daher kein Grund, ihn mühsam mehrere 24-Stunden-Urinsammlungen durchführen zu lassen.[46] Die sinnvollste Therapie besteht darin, dass er zunächst seine Ernährung umstellt, konsequent auf eine ausreichende Trinkmenge achtet und etwas an Gewicht abnimmt. Die Maßnahmen sollten sich bei ihm sehr positiv und gegen eine neuerliche Steinbildung auswirken.

Ganz wichtig: Auch hier gilt die mühsame Regel, dass nur Beharrlichkeit und Geduld zum Ziel führen. Geben Sie nie vorschnell auf! Ich bin kein Motivationstrainer. Aber aus langer beruflicher und persönlicher Erfahrung kann ich Ihnen versichern, dass es locker ein paar Monate dauern kann, bis man sich eine neue Gewohnheit antrainiert hat. Und ändern Sie nicht alles auf einmal, sondern beginnen Sie schrittweise. Erhöhen Sie zuallererst die Trinkmenge. Lassen Sie salzhaltige Knabbereien weg und verzichten Sie auf Cola und gezuckerte Getränke. Tauschen Sie zunächst an einem Abend in der Woche das abendliche Wurstbrot gegen eine vegetarische Alternative aus, dann erweitern Sie das auf einen zweiten Abend und so weiter. Bis all diese vielen kleinen Änderungen Ihren Stoffwechsel aber so weit verändern, dass sich deutlich weniger Steine bilden, geht nachvollziehbar einiges an Zeit ins Land. Selbst wenn ein paar Wochen nach einem durch einen Stein hervorgerufenen Ereignis nochmals ein Steinchen abgeht: Verzweifeln Sie nicht und werfen Sie nicht verfrüht die Flinte ins Korn! Vielleicht war das Steinchen schon die ganze Zeit da, also bevor Sie angefangen haben, wie ein Weltmeister zu trinken. Und wenn nicht: Ein paar Wochen sind sicherlich nicht ausreichend, um durch Ernährungsumstellungen die Steinbildung zu unterdrücken. Das ist wie bei Diäten: Crash-Diäten führen zu nichts, gut Ding will Weile haben.

Einfluss von Nahrungsergänzungsmitteln auf Nierensteine

»Was ist mit der Multivitamintablette, die mir meine Frau immer mitgibt?«

Die lieben Vitamine ... Ich habe in meiner Tätigkeit als Ärztin, gerade zu Beginn meiner Ausbildung, nie systematisch die Einnahme von Nahrungsergänzungsmitteln abgefragt. Nun, in meiner Steinsprechstunde ist mir dies zur wichtigen Gewohnheit geworden, und zwar zu Recht. Es gibt nur wenige Patienten, die tatsächlich noch nie zu einer Vitamintablette gegriffen haben, und sei es nur als »Vitamin-C-Kur« im Rahmen einer Erkältung.

Was ist mit Herrn M.? Er nimmt seit Jahren zwei Multivitamintabletten täglich und sieht nicht wirklich ein, damit nun aufzuhören. Neben den Vitaminen C, D, E, B_{12} und Folsäure enthalten seine Tabletten auch Kalium und Kalzium. Ich erläutere ihm, dass bei einer ausgewogenen Ernährung, wie sie ohnehin zur Nierensteinprävention empfohlen wird, kein Grund für eine zusätzliche Einnahme von Multivitamintabletten besteht. Es sollten nur Vitaminpräparate eingenommen werden, wenn dies in Rücksprache mit einem Arzt geschieht. Dies kann beispielsweise in Kombination mit bestimmten Medikamenten oder bei Vorerkrankungen nötig sein oder wenn tatsächlich ein Mangel nachgewiesen wird. Als Nierensteinpatient muss man wissen, dass manche Nahrungsergänzungsmittel mit einem erhöhten Risiko für Nierensteine assoziiert sind, insbesondere wenn sie in Überdosierung eingenommen werden, zum Beispiel Vitamin C und D oder auch Kalzium.

Ich beruhige Herrn M.: Die Laborwerte und sein klinischer Befund sprechen nicht für das Vorliegen eines spezifischen Mangels. Der Vitamin-D-Spiegel ist in Ordnung. Ein medizinisch guter Grund für die Einnahme von Vitaminen lässt sich nicht finden. Da er aber nicht komplett auf eine Einnahme verzichten möchte, empfehle ich ihm zumindest, sich an die Dosieranweisung zu halten und keine Überdosen einzunehmen. Es soll in seinem Fall insbesondere auf Präparate mit Kalzium verzichtet werden.

Warum diese Warnungen? Beginnen wir mit den Kalziumtabletten. Als Faustregel gilt: Kalzium pur als Tablette kann Nierensteine triggern, Kalzium in der Ernährung ist gut und schützt sogar vor Steinen.[47,48] Wie kann das sein? Nierensteine sind meistens kalziumhaltig. Schluckt man nun hoch dosiert Kalzium pur, wie es in einer Tablette vorliegt, rauscht es sozusagen durch unseren Körper durch, landet im Urin und kann hier zu einer kurzzeitigen hohen Kalziumkonzentration führen, was die Steinbildung triggert. 1000 bis 1200 Milligramm Kalziumzufuhr pro Tag sind aber nötig, gerade auch bei Nierensteinbildnern, um einen Kalziummangel und negative Folgen wie eine frühzeitige Osteoporose (Knochendichteminderung) zu verhindern. Idealerweise nimmt man das Kalzium aber über den Tag verteilt in kleineren Mengen mit der normalen Ernährung auf. Tatsächlich wurde einer Ernährung mit einem »normalen«, ausreichenden Kalziumanteil – nicht zu wenig, aber auch nicht zu viel – sogar eine schützende Wirkung gegen Nierensteine durch die Bindung und somit Neutralisierung von Oxalat direkt bei der Nahrungsaufnahme nachgewiesen. Dies wurde bereits im Abschnitt »Die Rolle von Lebensstil und Ernährungsgewohnheiten« (siehe ab Seite 35) erläutert. Natürlich gibt es aber auch Erkrankungen, die die Einnahme von kalziumhaltigen Tabletten erfordern. Sprechen Sie eine Einnahme von Kalziumtabletten daher mit Ihrem Arzt ab, dies gilt insbesondere dann, wenn Sie schon einmal einen Nierenstein hatten.

Nun zum nächsten Klassiker: Vitamin C. Beim Abbau von Vitamin C wird Oxalat gebildet, das ebenfalls Nierensteine triggern kann. Über die normale Ernährung aufgenommenes Vitamin C führt nicht zu einem erhöhten Steinrisiko. Es konnte jedoch gezeigt werden, dass der übermäßige und hoch dosierte Genuss von Vitamin C in Form von Nahrungsergänzungsmitteln bei Männern das Risiko für Nierensteine erhöhen kann, und zwar ab einer Dosis von etwa 1 Gramm pro Tag, was deutlich über der empfohlenen Tagesdosis liegt.[49] Interessanterweise ließ sich dieser Effekt nicht für Frauen nachweisen, eine Erklärung fand sich hierfür jedoch nicht. Vitamin C ist frei verkäuflich in jeder Drogerie zu erwerben und es ist heutzutage nicht unüblich, bei einer drohenden Erkältung in Eigenregie hoch dosiert Vitamin C als Booster für das Immunsystem einzunehmen. Wer jedoch schon mal einen Nierenstein hatte oder ein erhöhtes Risiko für eine Nierensteinerkrankung aufweist, sollte sich das nächste Mal solch eine hoch dosierte Vitamin-C-Kur gut überlegen. Das Risiko ist es nicht wert, da es keinen gesicherten Beweis gibt, dass Vitamin C kurzfristig in hohen Dosen überhaupt eine Erkältung verhindern kann.[50]

Vitamin D und Nierensteine

»Hm, im Winter nehme ich außerdem noch Vitamin D ein, so von Oktober bis etwa März, jeden Tag eine Kapsel, wenn ich daran denke«

Auf meine Nachfrage nach der Dosis antwortetet Herr M.: »Das weiß ich leider nicht so genau. Wie schon gesagt, die besorgt meine Frau. Aber Vitamin D kann ja nicht schaden, oder?«

Oh doch, zu viel Vitamin D kann durchaus schaden. Auch bei dem »Liebling« unter den Nahrungsergänzungsmitteln, dem Vitamin D, gilt: erst messen, dann essen. Der Vitamin-D-Spiegel im Blut von Herrn M. ist nicht erniedrigt und er hat keine Erkrankung, die einen Mangel begünstigt oder eine Einnahme nötig macht; aus medizinischer Sicht besteht kein Grund für eine zusätzliche Vitamin-D-Einnahme. Und ganz wichtig: Wenn man schon Nahrungsergänzungsmittel schluckt, dann sollte man unbedingt wissen, was und in welcher Menge. Es gibt frei verkäufliche Vitamin-D-Präparate in den unterschiedlichsten Dosierungen und auch bei Vitamin D gilt: Die Dosis macht das Gift. Wie Vitamin D gebildet wird, habe ich in Kapitel 1, »Jetzt geht's an die Nieren« (siehe Seite 9), schon dargelegt. Wir klären zunächst noch ein paar weitere Fragen.

Was macht Vitamin D eigentlich genau?

Vitamin D spielt eine wichtige Rolle im Knochenstoffwechsel:[51] Es fördert die Aufnahme von Kalzium und Phosphat aus dem Darm und deren Einbau in den Knochen. Ein adäquater Vitamin-D-Spiegel ist für eine optimale Knochengesundheit notwendig. Ist er zu niedrig, kann dies zu einer Rachitis bei Kindern (Knochenerweichung) oder – etwas bekannter heutzutage – bei Erwachsenen zu einer Osteoporose führen.

Wo kommt dieser Vitamin-D-Hype nun her?

Es gab anfänglich unzählige Beobachtungsstudien, die einen statistischen Zusammenhang zwischen einer Vitamin-D-Einnahme und einem positiven, also schützenden Effekt hinsichtlich des Auftretens von Krebserkrankungen oder Herz-Kreislauf-Erkrankungen berichtet haben. In weiteren, sehr großen sogenannten randomisiert-kontrollierten Studien, die den Effekt einer Vitamin-D-Einnahme gezielter untersucht haben, konnten diese positiven Wirkungen nicht mehr aufgezeigt werden. Viele Menschen nehmen daher nach wie vor hoch dosiert Vitamin D zu sich, weil sie davon ausgehen, dadurch vor einem Herzinfarkt oder Krebs geschützt zu sein. Dafür gibt es – aktuell – aber leider keinen Beweis.[52]

Wann lohnt sich dann eine Vitamin-D-Einnahme?

Wie in Kapitel 1, »Jetzt geht's an die Nieren«, auf Seite 9 dargelegt, benötigt man Sonnenlicht zur Bildung von Vitamin D. Vitamin D ist gut speicherbar, daher kann man sich im Sommer durch ausreichende Zeit an der frischen Luft und in der Sonne einen kleinen Vitamin-D-Vorrat für das ganze Jahr zulegen. Wer viel Zeit in Innenräumen verbringt oder Medikamente einnimmt, die mit dem Vitamin-D-Stoffwechsel interagieren, kann jedoch einen Vitamin-D-Mangel entwickeln. Das Robert-Koch-Institut empfiehlt zunächst die Vitamin-D-Zufuhr auf natürlichem Wege zu gewährleisten, also durch Aufenthalt im Freien in den Sonnenmonaten März bis Oktober (zur Vitamin-D-Bildung reicht hierbei die Hälfte der Zeit, in der man sonst einen Sonnenbrand entwickelt).[53] Bei längerem Aufenthalt in der Sonne sollten Sie jedoch selbstverständlich an Sonnenschutzmittel denken.

Wenn das nicht ausreicht oder nicht umsetzbar ist, ist die zusätzliche Einnahme von Vitamin D in Form einer Tablette sinnvoll. Das heißt, man sollte unbedingt vorab den Vitamin-D-Spiegel beim Arzt bestimmen lassen, um zu klären, ob überhaupt ein Mangel besteht. Gibt es keinen Mangel, besteht auch medizinisch kein Grund, Vitamin D zusätzlich als Tablette zu schlucken. Besteht ein Mangel, kann man Vitamin D in üblichen Dosierungen zuführen, das heißt 500 bis 1000 IE (Internationale Einheiten) pro Tag. Unter besonderen Umständen, zum Beispiel bei bestimmten Erkrankungen, insbesondere der Niere, des Knochens oder des Darms, oder bei schweren Vitamin-D-Mangelzuständen kann auch eine höhere Vitamin-D-Einnahme nötig sein – dies sollte aber unbedingt in Absprache mit einem Arzt erfolgen.

Vielleicht können Sie einen solchen Vitamin-D-Mangel auch als Weckruf verstehen, dass Sie etwas weniger Zeit am Schreibtisch, sondern lieber an der frischen Luft verbringen sollten. Warum nun reite ich so auf dem Vitamin D herum? Um zu verhindern, dass Sie Vitamin D in vermeintlich bester Absicht überdosieren.

»Kann man Vitamin D überdosieren? Ernsthaft?«

Ja, man kann. Herr M. kann es kaum glauben. Eine dauerhafte Überversorgung mit Vitamin D führt zu einer gesteigerten Aufnahme von Kalzium, folglich zur Ansammlung von Kalzium im Blut und im Körper. Der Kalziumgehalt im Urin steigt dann ebenfalls. Das nennt sich Hyperkalziurie – der Begriff ist aus dem Griechischen abgeleitet; *hyper* bedeutet »zu viel«, im Gegensatz zu *hypo* für »zu wenig«. Hyperkalziurie heißt also, dass sich zu viel Kalzium im Urin befindet, und dies kann unter anderem zu kalziumhaltigen Nierensteinen und Nierenverkalkung führen.[54] Im schlimmsten Fall kann es auch zu einer Kalziumansammlung im Blut und zu einem akuten Nierenversagen kommen.

Trauriges Beispiel für solche gut gemeinten Fehldosierungen aus meiner eigenen Praxis sind junge Frauen, denen zu Beginn einer Schwangerschaft zu sogenannten Vitamin-D-Kuren geraten wurde und die über mehrere Monate Überdosen von 5000 bis 10 000 IE Vitamin D pro Tag in bester Absicht schluckten, also etwa das Zehnfache einer üblichen prophylaktischen Dosis. Nicht selten führte so etwas rasch zu Nierensteinen mit entsprechenden Problemen wie Koliken und Schmerzen, was gerade gegen Ende einer Schwangerschaft ein mehr als garstiges Übel darstellt. Das wünscht man keiner Schwangeren.

Vor einer Vitamin-D-Einnahme sollte daher immer erst mal geklärt werden, ob überhaupt ein Mangel vorliegt und wie ausgeprägt er ist. Ich möchte noch mal zusammenfassen: Eine Vitamin-D-Einnahme in Form eines Nahrungsergänzungsmittels kann durchaus sinnvoll sein und medizinisch sogar dringend angeraten. Aber ich möchte davor warnen, ohne ärztliche Rücksprache vermeintlich gut gemeinte Vitamin-D-Überdosen einzunehmen, da dies durchaus zu schweren Nebenwirkungen führen kann (eben zum Beispiel Nierensteine und Nierenversagen). Betrachten Sie Vitamin D als Medikament – da wollen Sie doch auch wissen, ob es wirklich nötig ist und was die richtige Dosis ist. Liegt ein tatsächlicher Mangel vor, spricht auch bei Vorliegen von Nierensteinen nichts gegen die Einnahme von Vitamin-D-Präparaten in normaler Dosierung.[55]

Herr M. ist immer noch nicht so ganz überzeugt von meinem Vitaminvortrag, aber immerhin wird er nur noch eine statt zwei Tabletten pro Tag einnehmen und er verspricht, die Inhaltszusammensetzung fortan etwas genauer zu studieren. Er wird größeres Augenmerk auf die Dosierungen der einzelnen Inhaltsstoffe legen, denn 300 Prozent der empfohlenen Tagesdosis müssen nun wirklich nicht sein, da stimmt mir auch Herr M. zu. Und er wird darauf achten, dass seine Vitamintabletten kein Kalzium enthalten.

Alternative Heilmittel gegen Nierensteine

»Gut. Jetzt weiß ich ja, was ich alles nicht nehmen soll. Aber was ist denn mit all diesen Mitteln gegen Steine aus dem Internet? Was ist mit Neeri oder Clearstone Drops?«

Ähnlich wie bei Vitaminen gibt es ein riesiges Angebot an Homöopathika und sonstigen vermeintlichen Wunderpillen, die gezielt Nierensteinen den Garaus machen sollen. Sie werden in der Regel per Werbung im Internet vertrieben und versprechen, Steine im Nu aufzulösen oder auf ewig zu verhindern. Hier ein paar der bekannteren Produkte: Neeri, Clearstone Drops, Chandra pietra – eine tropische Pflanze, die auch Steinbrecher genannt wird –, Rowatinex oder Cystone, eine ayurvedische Kräutermischung. In der Regel handelt es sich bei diesen Produkten um Mixturen aus unterschiedlichsten Kräutern, ätherischen Ölen und/oder Homöopathika.

Ich muss Herrn M. aber leider enttäuschen: Für keines dieser Produkte konnte bislang in klinischen Studien eine überzeugende Wirkung nachgewiesen werden.[56,57] Wenn überhaupt Studiendaten vorhanden sind, dann waren die Studiengruppen in der Regel sehr klein und die Ergebnisse unterschiedlicher Arbeitsgruppen widersprüchlich. Eine klare Empfehlung lässt sich bei so kontroversen Ergebnissen nicht ableiten. Aufgrund der aktuellen Studienlage kann ich von solchen Mitteln nur abraten, da sie eher ein Geschäftsmodell darstellen als eine echte Hilfe. Im Gegenteil, die Einnahme solcher Pillen wiegt den einen oder anderen in falscher Sicherheit, sodass die notwendigen Maßnahmen, die sogenannten Lebensstiländerungen, also vorneweg die Steigerung der Trinkmenge und eine Ernährungsumstellung, leider vernachlässigt werden. In der Regel führt dieser Weg langfristig doch nur wieder in die Notaufnahme.

NACHSORGE NACH DEM ERSTEN NIERENSTEIN

»Hm, ist das alles? Soll ich sonst noch etwas berücksichtigen?«

Wie gut, dass Herr M. noch mal fragt. Eine Sache haben wir tatsächlich noch nicht angesprochen: Während des Krankenhausaufenthaltes von Herrn M. war ein leicht erhöhter Blutdruck aufgefallen. Nierensteine können mit einem erhöhten Blutdruck assoziiert sein,[58] daher rate ich Herrn M. dringlich, den leicht erhöhten Blutdruck nicht auf die leichte Schulter zu nehmen, sondern dies weiter abzuklären, zum Beispiel durch eine 24-Stunden-Blutdruckmessung beim Hausarzt. Wie vorab besprochen, ist das Risiko für Nierensteine außerdem erhöht, wenn man an einem Diabetes und Übergewicht leidet.[59] Wenn der allererste Nierenstein in einem Alter über 40 Jahren auftritt und der Patient auch noch tatsächlich einige Kilos zu viel auf die Waage bringt, dann kann es durchaus lohnen, auch die Blutzucker- und Blutfettwerte checken zu lassen.

»Okay, ich werde mir alle Ihre Ratschläge zu Herzen nehmen. Wann soll ich mich bei Ihnen wieder vorstellen? Ich muss da ein bisschen planen können.«

Ob und wann sich ein Patient mit Nierensteinen erneut beim Arzt vorstellen soll, hängt davon ab, ob bei ihm Steine nachweisbar sind, ob er darunter Beschwerden hat und wie hoch sein individuelles Risiko ist, wieder neue Nierensteine zu entwickeln. Nach einer Operation sollte spätestens nach drei Monaten ohnehin eine Kontrolluntersuchung erfolgen.[60] Bei Beschwerden nach einem operativen Eingriff sollte man jederzeit bereits vor dem routinemäßigen Kontrolltermin den Arzt aufsuchen, um abklären zu lassen, ob vielleicht ein kleiner Splitter übersehen wurde oder es zu einer Komplikation nach der Operation gekommen ist. Herr M. war diesbezüglich bereits durchgecheckt worden; der Ultraschall, den ich gleich im Anschluss durchführe, ist ebenfalls unauffällig.

Bei Herrn M. handelt es sich um ein Erstereignis eines Steins, im Gespräch, in der Untersuchung und in einem kleinen Routinelabor ergeben sich keine Auffälligkeiten, die darauf hindeuten, dass Herr M. an einer Erkrankung leiden könnte, die mit einem erhöhten Steinrisiko einhergeht (dazu mehr ab Seite 79). Stattdessen hat er gute Chancen, sein Steinrisiko deutlich zu senken, wenn er seinen Lebensstil ändert, konkret, wenn er seine Ernährung umstellt und körperlich aktiv wird. Da seine Sorge groß ist, dass sich erneut ein Stein bilden könnte, schlage ich eine Ultraschallkontrolle in circa einem Jahr vor. Gut Stein will Weile haben ... Wenn der Zeitabstand von einer Untersuchung zu einem weiteren Kontrolltermin zu kurz gewählt wird, würde man mit Sicherheit keinen Stein nachweisen können, da die Entwicklung eines Steins durchaus Zeit in Anspruch nehmen kann. Bei Beschwerden ist selbstverständlich jederzeit ein Termin zu vereinbaren.

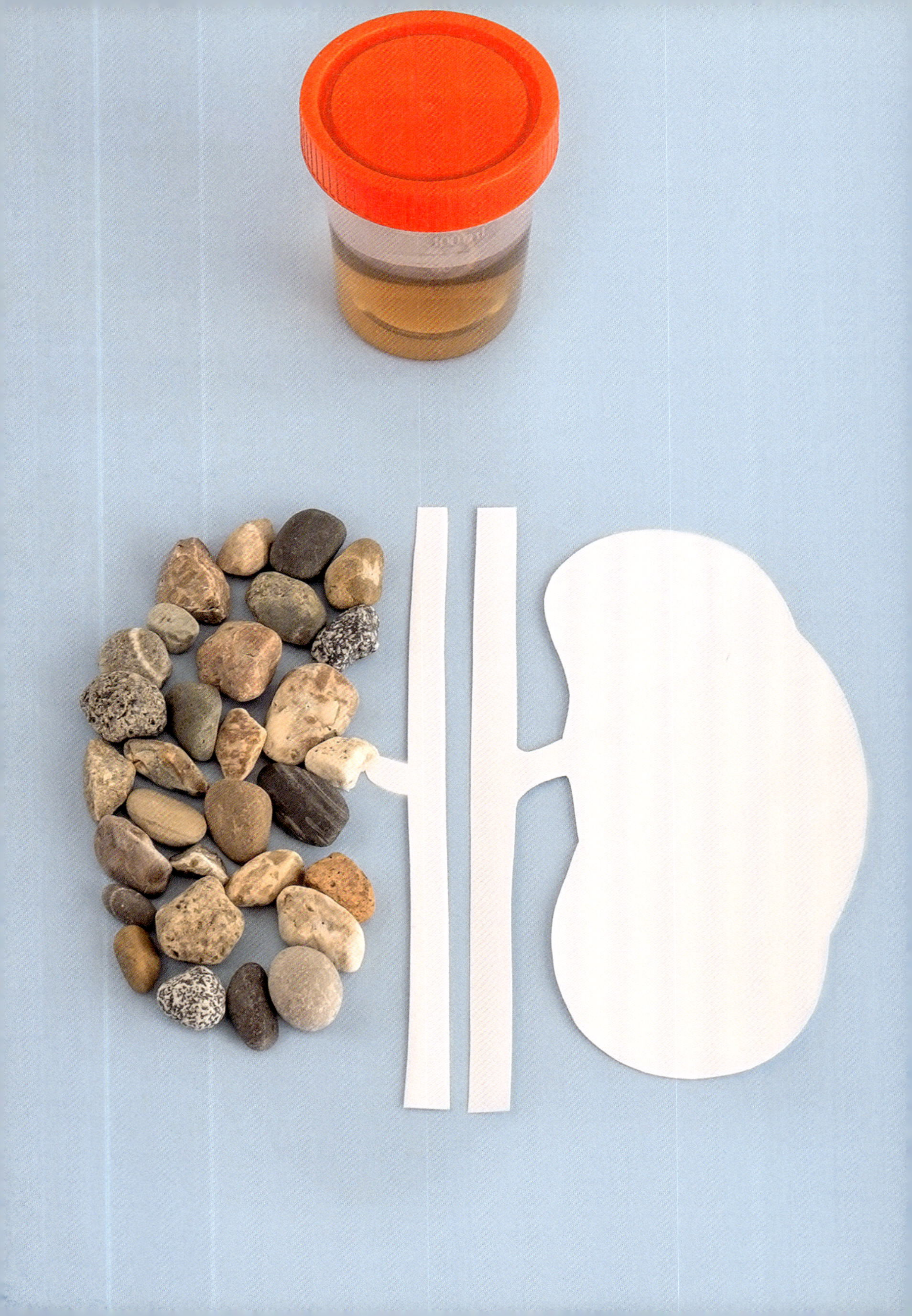

3

DER WIEDERKEHRENDE STEIN

Was aber, wenn es trotz aller korrekt angewandten Maßnahmen, trotz hoher Trinkmenge und Ernährungsumstellung weiterhin zu Nierensteinen kommt? Was eine erweiterte Abklärung bei Nierensteinen umfasst, was gemessen wird und warum eine solche Diagnostik Ihnen helfen kann, erfahren Sie in diesem Kapitel. Sie werden auch Hinweise zur Anwendung von Medikamenten bei hartnäckigen Nierensteinleiden finden sowie etwas über die häufigste Ursache für wiederkehrende Nierensteine lernen.

DER KLASSISCHE PATIENT MIT EINER REZIDIVIERENDEN (WIEDERKEHRENDEN) NIERENSTEINERKRANKUNG

Stefan P. ist Ende 30, schlank und sportlich. Den Termin bei mir hat er mehrere Wochen im Vorfeld geplant, da er heute Nachmittag frei hat. »Momentan geht es mir einwandfrei, ich habe keine Beschwerden – schön, dass Sie fragen. Nein, das Wasserlassen funktioniert tipptopp, keine Schmerzen, alles gut. Jetzt, da der Lockdown vorbei ist, kriegt man wenigstens wieder Termine. Ich dachte mir, ich nutze die Zeit mal, um ein chronisches Problem zu klären. Wir planen Nachwuchs, da möchte ich fit sein und natürlich nicht einfach so ausfallen, nur weil mal wieder ein Stein drückt ... Ich habe circa alle vier bis fünf Jahre wirklich heftige Nierenkoliken, dann geht immer ein Stein ab. Einmal hatte ich so schlimme Schmerzen, dass ich eine Nacht in der Notaufnahme verbringen musste, tatsächlich ging auch dort der Stein ab. Irgendwann klimpert ein Stein in die Kloschüssel, und damit ist die Quälerei in der Regel vorbei. Puh, aber die Tage davor: nicht lustig. Ohne Vorwarnung habe ich Schmerzen, die mich ausknocken. Das erste Mal hat es mich Anfang 20 direkt vor einer Prüfung an der Uni erwischt. War ich froh, als ich nach zwei Tagen Schmerzen das Ding in der Kloschüssel versenken konnte und dann wieder weiterlernen konnte! Ich habe mir da nie Gedanken gemacht, mein Vater hatte auch öfters Nierensteine, da kann ich mich noch erinnern, wie er in meiner Kindheit stöhnend das Wohnzimmersofa blockiert hat. Aber schöner wäre es natürlich ohne. Und meine Frau sorgt sich, dass da etwas Ernsthaftes dahintersteckt.«

Das war in der Tat eine lange Einleitung, allerdings mit vielen interessanten Informationen: Der Patient leidet seit mindestens 15 Jahren an einer rezidivierenden, das heißt wiederkehrenden Nierensteinerkrankung. Die Nierensteine treten etwa alle vier bis fünf Jahre auf, die Häufigkeit hat nicht zugenommen, die Steine waren klein genug, um spontan abzugehen. Der Vater litt ebenfalls an Nierensteinen, das heißt, eine gewisse Vererblichkeit scheint hier eine Rolle zu spielen.

Auf Nachfrage erfahre ich außerdem Folgendes: Stefan P. leidet an keiner anderen Erkrankung. Er hatte lediglich einmal eine Blinddarm-OP, regelmäßige Medikamente nimmt er nicht ein. Er treibt mehrmals die Woche Sport, am Wochenende unternimmt er manchmal anstrengende Radtouren im Mittelgebirge. Er lebt sehr gesund, viel Obst und Gemüse und Vollkornprodukte, er isst nur selten Fleisch und trinkt kaum Alkohol. Nichtraucher ist er sowieso. Andere körperliche Beschwerden fallen ihm beim besten Willen nicht ein, es finden sich auch keine Hinweise darauf in der körperlichen Untersuchung. Ein Check-up beim Betriebsarzt vor zwei Jahren war unauffällig gewesen, den genauen Befund des Betriebsarztes hat Herr P. auf seinem Handy dabei: Der Blutdruck war etwas grenzwertig, aber noch im Rahmen. Der Befund zeigt außerdem eine gute Nierenfunktion, top Blutfettwerte, es gibt keinen Hinweis auf Diabetes (Zuckerkrankheit). Ich stelle noch ein paar weitere Fragen und erfahre, dass nicht nur der Vater, sondern auch ein Onkel immer wieder mit Nierensteinen zu kämpfen hatte. Beide, Vater und Onkel, sind inzwischen in ihren Siebzigern und, außer ein paar klassischen Alterszipperlein wie Bluthochdruck und Rückenschmerzen, noch relativ fit und aktiv. Bislang sei ihm nur geraten worden, viel zu trinken, das versuche er auch, immer sei ihm das aber nicht möglich, entweder wegen Stress auf der Arbeit – da vergesse er manchmal schlicht das Trinken – oder wenn er seine langen Radtouren mache, da könne er natürlich nicht literweise Wasser mitschleppen.

»Ich gebe zu: Eigentlich bin ich topfit. Lohnen sich da wegen der paar Steine denn weitere Untersuchungen?«

In diesem Fall kann ich nur sagen: ja, eindeutig. Wie im Kapitel zuvor beschrieben, sind Nierensteine häufig und können auch Folge eines ungesunden Lebensstils sein, das heißt, man findet keine spezifische Ursache. Manchmal sind Nierensteine aber auch die Folge einer Funktionsstörung der Niere selbst oder die Folge irgendeiner anderen Erkrankung. Wenn wie im Fall von Herrn P. die Nierensteine in recht jungem Alter zum ersten Mal auftreten und trotz Umstellung der Lebensweise wiederholt zum Problem werden, dann sollte man der Sache auf den Grund gehen.

»Hätte ich denn schon früher zu Ihnen kommen sollen? Die Nierensteine treten ja schon seit etwas mehr als 15 Jahren immer wieder auf …«

Na klar. Bereits ab dem zweiten Stein in Folge macht es Sinn, einen Arzt aufzusuchen und gemeinsam zu klären, was hinter den Steinproblemen stecken könnte. Beim ersten Stein ist das nicht erforderlich, wie ausführlich im vorherigen Kapitel (unter »Welche Laboruntersuchungen beim ersten Nierenstein sinnvoll sind« ab Seite 33) dargelegt.

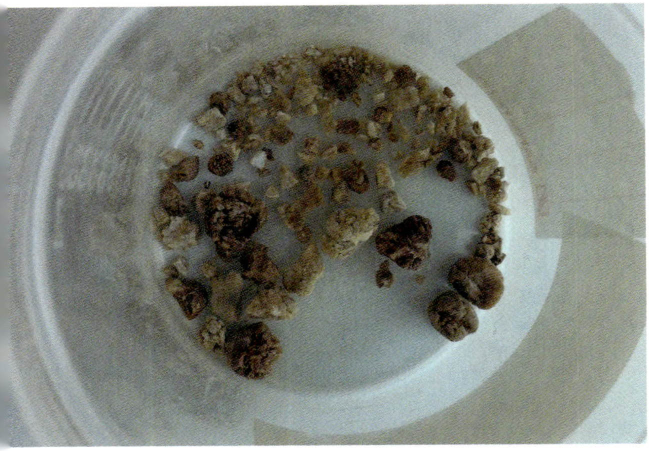

Dieses Bild stammt aus meiner eigenen Sammlung. Ein leidgeplagter Patient (nicht Herr P.) hatte mir seine »gesammelten Werke« zur Ansicht mitgebracht. Es zeigt ein Beispiel für eine besonders schwere rezidivierende Nierensteinerkrankung.

Es gibt jedoch Ausnahmen: Bereits nach dem ersten Steinereignis können Sie mit Ihrem Arzt besprechen, ob eine erweiterte Abklärung sinnvoll ist, wenn Sie zum Beispiel nur eine Niere haben, wenn im Ultraschall bereits eine diffuse Verkalkung des Nierengewebes (Nephrokalzinose) vorliegt oder wenn eine erneute Kolik mit einem besonders hohen Risiko einhergeht, wenn Sie beispielsweise Pilot sind. Ich denke, das macht Sinn: Niemand möchte mit einem Piloten im Flugzeug sitzen, der plötzlich eine Nierensteinkolik hat. In dem seltenen Fall, dass eine vererbliche Nierensteinerkrankung in der Familie bekannt ist, könnte sich ebenfalls eine Vorstellung gleich beim ersten Steinereignis in jungem Alter lohnen. Im Kindesalter sollte in jedem Fall eine erweiterte Abklärung folgen, dies gilt schon ab dem allerersten Nierenstein.[61]

Ich frage meinen Patienten: »Haben Sie denn mal einen Stein aufgefangen, der dann analysiert wurde? Zum Beispiel das eine Mal, als Sie in der Notaufnahme waren?« Seine Antwort lautet: »Also, eine Analyse gibt es bislang nicht. Ich habe Ihnen aber einen Stein mitgebracht, den ich zufälligerweise einmal aufgefangen habe.« Gut. Den werden wir umgehend ins Labor schicken.

WEITERFÜHRENDE DIAGNOSTIK BEI WIEDERKEHRENDEN NIERENSTEINEN

Wie in Kapitel 2 unter »Welche Laboruntersuchungen beim ersten Nierenstein sinnvoll sind« ab Seite 33 besprochen, sollte bereits beim ersten Stein eine Basisdiagnostik stattfinden, die idealerweise aus einer Steinanalyse, einer spontanen Urinprobe (Urinteststreifen) und einer Anamnese, also einer eingehenden Erhebung der medizinischen Vorgeschichte, sowie einer körperlichen Untersuchung besteht. Mithilfe weiterer Untersuchungen in Blut und Urin kann man den Steinen aber noch viel genauer auf den Zahn fühlen.

Überblick über weiterführende Untersuchungen bei rezidivierenden Nierensteinen

»Wie sehen nun die weiteren Untersuchungen bei wiederkehrenden Nierensteinen aus?«

Die erweiterte metabolische Diagnostik bei Nierensteinen umfasst eine Blutabnahme sowie die Sammlung eines 24-Stunden-Urins zur Bestimmung der sogenannten *urinary risk factors*, also Stoffe, die im Urin verändert sind und daher bei der Nierensteinbildung eine Rolle spielen können.

Bei der Frage, was hinter dem gehäuften Auftreten von Nierensteinen stecken könnte, sind vor allem folgende Werte wichtig: Nierenwerte (Kreatinin, Harnstoff), Harnsäure, Phosphat, Elektrolyte (Natrium, Kalium, Magnesium, Kalzium) und eine Blutgasanalyse. Ergänzend können die Erhebung des Parathormonwerts und des Vitamin-D-Spiegels hinzukommen. Parathormon wird in den Nebenschilddrüsen gebildet und spielt eine große Rolle in der Regulation des Kalziumhaushalts (im Kapitel 4, »Der Stein als Symptom«, ab Seite 79 werde ich noch darauf zu sprechen kommen). Weitere Werte und spezielle Laboruntersuchungen wie genetische Tests können je nach Befund folgen.[62] Letztlich entscheidet natürlich Ihr Arzt, welche Blutwerte wann ermittelt werden, da bei dieser Entscheidung noch weitere Faktoren wie Vorerkrankungen, Medikamenteneinnahme, Vorwerte aus früheren Blutuntersuchungen, Steinart oder auch das Vorhandensein weiterer Symptome berücksichtigt werden müssen. Die Bedeutung des Urinteststreifens habe ich bereits in Kapitel 2 auf Seite 34 erklärt.

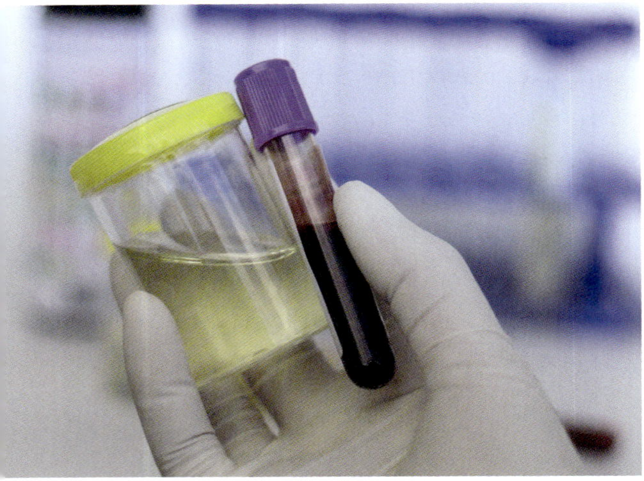

Mithilfe des über einen gesamten Tag gesammelten Urins und einer Blutprobe lassen sich verschiedene Werte ermitteln, die bei der Nierensteinbildung eine Rolle spielen können.

Eine große Bedeutung in der erweiterten Steinabklärung kommt den Sammelurinen über 24 Stunden zu. Die Steine bilden sich schließlich im Urin, das heißt, wenn die Zusammensetzung des Urins nicht passt, dann steigt das Risiko, dass sich ein Stein bildet. In Kapitel 2, »Der erste Stein«, habe ich bereits die Homöostase des Urins erwähnt sowie dass es im Urin Stoffe gibt, die eine Steinbildung triggern, und solche, die eine Steinbildung hemmen können. Die Liste an solchen Stoffen und Substanzen ist lang und zum Teil auch nach wie vor Gegenstand aktueller Forschung. Daher misst man Stoffe, von denen man sicher weiß, dass sie einen gewichtigen Effekt auf die Steinbildung haben, und von denen man weiß, wie man sie therapeutisch beeinflussen könnte. Mein liebstes Beispiel für einen dieser *urinary risk factors* ist: Kalzium. Ist der Kalziumspiegel im Urin erhöht, was häufig vorkommt, hilft diese Kenntnis nicht nur dabei, die Ursache genauer einzugrenzen, sondern man kann auch ganz pragmatisch die entsprechende Therapie auswählen und an diesem Punkt ansetzen, da es Möglichkeiten und Medikamente gibt, mit denen die Kalziumausscheidung im Urin und damit das Steinrisiko gesenkt werden kann.

Und was misst man zunächst in der Regel im Urin? Die Klassiker sind: Natrium, Kalzium, Oxalat, Harnsäure und Zitrat. Je nach Stein, Krankheitsverlauf oder Laborwerten können auch die Werte von Phosphat, Kalium, Magnesium oder Zystin ergänzend erhoben werden.[63] Die Entscheidung, was gemessen wird, liegt beim Arzt. Wichtig ist auch immer die Bestimmung des Urinvolumens. Eine Urinmenge von mehr als zwei Litern pro Tag gilt hier als ideal. Wer ausreichend trinkt und damit genug Urin produziert, kann sich vor weiteren Steinen optimal schützen. Die Erhebung der Urinmenge ist also eine gute Gelegenheit, um den Erfolg der eigenen Trinkbemühungen zu überprüfen. Dabei gibt es immer wieder Überraschungen, was die (Fehl-)Einschätzung der eigenen Urinmenge anbelangt.

Besonderheiten der Urinsammlung

»Das ist sicherlich aufwendig, aber klar, deswegen bin ich hier. Muss ich denn beim Sammeln etwas Besonderes beachten, damit sich die Sammlung auch lohnt?«

Das ist eine sehr gute Frage. Denken Sie daran, warum Sie eine solche 24-Stunden-Urinsammlung durchführen: Sie wollen wissen, was mit Ihrem Urin vielleicht nicht stimmt, um es salopp zu formulieren, das heißt, welcher Risikofaktor in Ihrem Urin zur Steinbildung beiträgt. Der Urin, der an diesem Tag von Ihnen aufgefangen wird, sollte also so aussagekräftig wie möglich sein. Führen Sie daher die Urinsammlung an einem Tag durch, der repräsentativ für Ihren Alltag ist. Sie sollten am Sammeltag nicht akut krank sein, insbesondere sollten Sie keine Blasenentzündung oder gar Nierensteinkoliken haben, weil dies einen Einfluss auf die Homöostase im Urin haben kann. Ein urologischer Eingriff sollte mindestens vier Wochen zurückliegen.[64] Wer direkt nach einer operativen Steinentfernung hoch motiviert Urin sammeln möchte, muss sich leider etwas gedulden, wenn er sinnvolle Ergebnisse haben möchte.

Und: Essen, trinken und leben Sie so wie immer. Nehmen Sie Ihre Medikamente und vielleicht auch Ihre Nahrungsergänzungsmittel so ein wie immer. Nur so kann festgestellt werden, wie Ihr Urin in Ihrem Alltag zusammengesetzt ist. Seien Sie bitte ausdrücklich nicht besonders vorbildlich, während Sie den Urin sammeln, trinken Sie also nicht vier Liter Wasser am Tag und knabbern Sie nicht ausschließlich Rohkost oder verzichten auf Naschereien. Das spiegelt mit Sicherheit nicht Ihre Realität wider. Es kann daher sinnvoll sein, die Sammlung an einem Tag durchzuführen, an dem Sie zur Arbeit gehen, auch wenn das stressig ist. Der Urin eines solchen Tages ist sehr repräsentativ, denn in der Regel hat man pro Jahr mehr Arbeits- als Urlaubstage.

Noch eine kleine Vorwarnung vorab: Auch beim Urinsammeln gilt: Einmal ist keinmal! Mindestens zwei Urinsammlungen sind notwendig, um ein aussagekräftiges Ergebnis zu erzielen.[65] Das heißt, dass Sie sich die Mühe leider doppelt machen müssen. Es lohnt sich aber: Oft findet sich in einer Sammlung ein grenzwertiger Befund, zum Beispiel eine grenzwertig hohe Kalziumausscheidung. Erst eine zweite Sammlung verschafft Sicherheit: Ist die Kalziumkonzentration in der zweiten Sammlung ebenfalls hoch, spricht das tatsächlich für ein Kalziumproblem; liegt der Kalziumwert in der zweiten Messung im mittleren Normbereich, dann spricht das gegen ein grundsätzliches Problem mit dem Kalzium und das erste grenzwertige Messergebnis war vielleicht eher die Folge des Genusses von mehreren Milchshakes.

Es ist also keine Schikane, wenn Ihr Arzt Sie zwei- oder dreimal zum Sammeln schickt. Man kann das sogar sehr sinnvoll nutzen: Sammeln Sie einmal an einem ruhigen Tag am Wochenende und einmal an einem stressigen Tag unter der Woche – das hat schon zu so manchem Aha-Erlebnis geführt, weil sich zeigt, wie unterschiedliche Ess-, Trink- oder sonstige Gewohnheiten wie zum Beispiel Sport die Urinzusammensetzung oder die -menge und damit das Steinrisiko verändern können.

Falls Sie Zeit dafür finden, kann es sich auch lohnen, für sich selbst aufzuschreiben, was Sie an diesem Tag so gemacht und zu sich genommen haben. Das kann dabei helfen, voneinander abweichende Befunde zu erklären. Herr P. stöhnt auf, das erscheint ihm sehr anstrengend.

»Puh, und wie oft muss ich dann langfristig dieses Urinsammeln wiederholen?«

Keine Sorge, da kann ich Sie beruhigen. Die große umfassende Sammlung mit mindestens zwei Sammelurinen findet in der Regel nur einmal statt. Nur wenn darin ein Risikofaktor identifiziert wird wie etwa eine erhöhte Kalziumkonzentration und daraufhin konkret Maßnahmen ergriffen werden, um das Urinkalzium zu senken, wird die Messung von Kalzium in der Folge noch mal wiederholt. In der Regel wird drei bis sechs Monate nach Start einer Therapie erneut eine 24-Stunden-Urinsammlung durchgeführt, um zu überprüfen, ob eine Maß-

WAS SIE BEIM URINSAMMELN BEACHTEN MÜSSEN

Für die ganz konkrete praktische Durchführung haben Arztpraxen in der Regel eine Anleitung parat. Bitte fragen Sie aktiv nach! Es geht darum, von wann bis wann genau ein 24-Stunden-Urin eigentlich gesammelt wird. Am Sammeltag wird direkt nach dem Aufstehen die Blase komplett geleert, der Morgenurin wird verworfen (Stunde Null). Ab dann wird bis zum nächsten Morgen jeder Tropfen Urin aufgefangen. Der Morgenurin am Folgetag, also am Ende der 24 Stunden, zählt zur Sammlung dazu. Dann ist die Sammlung beendet. Außerdem ist für die korrekte Messung, besonders für die von Oxalat und Kalzium, meist noch die Zugabe von Zusätzen erforderlich. Wie, wann und ob überhaupt das gemacht werden muss, gibt das jeweilige Labor vor, mit dem Ihre Praxis zusammenarbeitet und in dem am Ende die Messungen durchgeführt werden.

nahme wie ein kalziumsenkendes Medikament den gewünschten Erfolg zeigt.[66] Weitere Kontrollen hängen dann davon ab, wie der Wert dieser neuen Messung, also in unserem Beispiel des Kalziums, ausfällt.

Befund eines 24-Stunden-Sammelurins

Herr P. erklärt sich einverstanden mit den vorgeschlagenen Untersuchungen, deswegen käme er ja zu mir. Ihm werden Blut und eine kleine Urinprobe direkt in der Praxis abgenommen, zudem sammelt er in den folgenden sechs Wochen zweimal an unterschiedlichen Tagen Urin, einmal am Sonntag, einmal an einem normalen Werktag. Im Ultraschall der Niere, den wir direkt beim ersten Termin durchführen, kann man aktuell keinen Stein entdecken.

Während eines Folgetermins besprechen wir die Befunde: Die spontane Urinprobe war unauffällig, der Urin-pH-Wert lag bei 5,5, also eher im sauren, das heißt unteren Bereich. Die Steinanalyse ergab 90 Prozent Kalziumoxalat und

10 Prozent Kalziumphosphat. Die Blutwerte lagen ebenfalls alle im Normbereich. Die folgende Tabelle zeigt die Werte der ersten Urinsammlung von Herrn P.:

Parameter	Menge	Referenzbereich[67]
Urinvolumen	2300 ml/Tag	2–2,5 Liter/Tag
Kalzium	525 mg/Tag	< 300 mg/Tag für Männer, < 250 mg/Tag für Frauen
Oxalat	33 mg/Tag	< 40 mg/Tag
Natrium	240 mmol/Tag	< 100–120 mmol/Tag
Zitrat	290 mg/Tag	> 325 mg/Tag

Nun arbeiten wir uns gemeinsam durch die Befunde: Urinvolumen und Oxalat sind okay. Die Kalziumausscheidung ist deutlich zu hoch, in der zweiten Messung, die hier nicht gezeigt ist, bestätigt sich das. Bei Zitrat, das vor Steinbildung schützt, könnte der Wert etwas höher sein, die Natriumausscheidung liegt ebenfalls nicht im Idealbereich. Der Hauptbefund, der als ursächlich für die vielen Nierensteine anzusehen ist, ist die Hyperkalziurie, das heißt die zu hohe Kalziumkonzentration im Urin. Nebenbefundlich finden sich eine milde Hypozitraturie, also eine zu geringe Zitratausscheidung im Urin, sowie ein erhöhter Wert für Natrium im Urin. Beide können das Steinrisiko, das von der Hyperkalziurie ausgeht, noch verstärken.

DIE IDIOPATHISCHE HYPERKALZIURIE, DER HÄUFIGSTE GRUND FÜR WIEDERKEHRENDE NIERENSTEINE

Den Hauptbefund bei Herrn P. stellt die Hyperkalziurie dar, also eine erhöhte Kalziumausscheidung im Urin. Dieser Befund findet sich bei einer erweiterten Diagnostik am häufigsten, daher habe ich ihn auch ausgewählt, um gemeinsam mit Ihnen etwas tiefer in die spezielle Therapie von rezidivierenden Nierensteinen einzutauchen.

»Okay, mein Problem ist also zu viel Kalzium im Urin. Wie kommt es dazu?«

Wenn sich zu viel Kalzium im Urin findet, lassen sich grob zwei Ursachen unterscheiden.

- **Variante 1:** Auch im Blut ist insgesamt zu viel Kalzium enthalten und die Niere versucht lediglich, dieses Zuviel an Kalzium wieder ordnungsgemäß loszuwerden. Dann ist die Kalziumkonzentration im Blut ebenfalls zu hoch, gegebenenfalls finden sich noch andere Elektrolyte im Ungleichgewicht. Ursachen könnten zum Beispiel eine Überdosierung mit Vitamin D sein oder eine Überproduktion des Parathormons, das den Kalzium- und Phosphathaushalt reguliert. Auch manche Tumorerkrankungen oder lange Bettlägerigkeit können dafür verantwortlich sein.[68] In einem solchen Fall ist es wichtig, herauszufinden, warum jemand zu viel Kalzium im Körper anhäuft. Behandelt man das Grundproblem, dann behandelt man auch die Nierensteine erfolgreich. Dazu mehr im nächsten Kapitel.
- **Variante 2:** Bei der idiopathischen Hyperkalziurie ist die Kalziumkonzentration im Sammelurin dauerhaft erhöht, sogar wenn man fastet und gar kein Kalzium zu sich nimmt. Die gerade eben aufgeführten Ursachen (Variante 1) für ein erhöhtes Gesamtkalzium sind alle ausgeschlossen, ebenso eine übermäßige Kalziumzufuhr über die Ernährung. Bei Herrn P. lassen sich alle genannten Erkrankungen und Störungen aus-

schließen. Trotzdem verliert die Niere von Herrn P. sozusagen ungeplant oder ungewollt mehr Kalzium, als sie eigentlich sollte. »Idiopathisch« heißt in diesem Zusammenhang, dass es keine eindeutige Erklärung gibt. Eine familiäre Häufung ist typisch, oft lässt sich bei Verwandten ersten Grades ebenfalls ein Kalziumverlust über die Niere nachweisen, was allerdings nicht immer mit Nierensteinen einhergehen muss. Ein solcher unerklärlicher Kalziumverlust über den Urin ist relativ häufig. Unter Patienten, die unter wiederkehrenden Nierensteinen leiden, lässt sich bei 40 bis 50 Prozent der Betroffenen am Ende der Untersuchungen eine solche idiopathische Hyperkalziurie nachweisen.[69]

»Und wie erklärt sich nun das Phänomen mit dem Kalziumverlust über die Niere genau?«

Man geht davon aus, dass es bei den Betroffenen eine Art Leck im Kanalsystem der Niere gibt, das dazu führt, dass man all dieses Kalzium über den Urin unfreiwillig verliert, statt es zurück zu resorbieren.[70] Eine solche Hyperkalziurie zeigt sich oft schon in jungen Jahren, meist sind noch andere Familienmitglieder betroffen. Dies spricht für eine erbliche Komponente beziehungsweise Veranlagung. Es gibt aber nicht das eine Gen, das zur Hyperkalziurie führt, sondern man geht davon aus, dass das Wechselspiel verschiedener Gene eine Hyperkalziurie bedingt.[71] Das nennt man »polygenetisch« (vom griechischen Wort *poly* für »viele«), da eben viele Gene an der Entstehung dieses Problems beteiligt sind.[72] Polygenetische Vererbungsmechanismen finden sich beispielsweise auch bei Übergewicht oder bei Typ-2-Diabetes.[73, 74] Eine genetische Testung hilft in einem solchen Fall deswegen in der Regel nicht weiter.

Es gibt einige wenige klassische vererbliche Nierensteinerkrankungen, die ebenfalls mit einer erhöhten Kalziumausscheidung einhergehen und bei denen sich solch ein genetischer Test lohnen könnte. Diese Erkrankungen sind aber extrem selten und gehen meist mit weiteren, oft typischen Laborveränderungen, einem Nierenfunktionsverlust oder noch anderen Symptomen einher. In Kapitel 5 (siehe ab Seite 95) werde ich noch einmal darauf zu sprechen kommen.

»Was muss ich nach der Diagnose einer idiopathischen Hyperkalziurie beachten und was kann ich tun, damit das aufhört?«

Die idiopathische Hyperkalziurie findet sich sehr oft bei jungen Männern mit unerklärlich vielen Nierensteinen. Wenn man nichts unternimmt, ist die Wahrscheinlichkeit, weitere Steine und Koliken zu entwickeln, hoch. Die Nierenfunktion ist in der Regel nicht beeinträchtigt. Allerdings ist das Risiko erhöht, Bluthochdruck zu entwickeln, ebenso besteht ein Risiko für verminderte Knochendichte und eine frühe Osteoporose, wenn man nicht ausreichend Kalzium zuführt. Letzteres erklärt sich dadurch, dass die Knochen der größte Kalziumspeicher des menschlichen Körpers sind. In ihnen sind 99 Prozent des gesamten Kalziums gespeichert. Wenn der Körper nun unfreiwillig und dauerhaft zu viel Kalzium über die Niere verliert, greift er auf sein »Sparbuch«, also auf den Knochen, zurück und holt sich dort das Kalzium, das er in den anderen Körperzellen braucht. Langfristig kann das durchaus zu einer Schädigung des Knochens führen.[75] Daher sagt man, dass eine Stein- auch eine Knochenerkrankung ist (»Stein und Bein«, wie es in der Medizin deswegen auch heißt).

Und was kann man dagegen tun? Alles, was ich im vorherigen Kapitel geschrieben habe, gilt erst recht oder sogar in besonderem Maße auch hier, nämlich:[76,77]

- Hohe Trinkmenge: Ein Urinvolumen von mindestens 2 Litern pro Tag (besser: 2,5 Litern) sollte selbstverständlich sein, die Trinkmenge muss entsprechend angepasst werden.
- Unbedingt weniger Salz essen! Bei Kalziumverlust durch die Niere ist dies umso wichtiger. Eine hohe Natriumausscheidung triggert nämlich im Kanalsystem der Niere auch die Kalziumausscheidung. Das heißt, Natrium (Salz) reißt das Kalzium im Urin geradezu mit sich. Im Umkehrschluss kann man daher den Kalziumverlust im Urin etwas bremsen, wenn man so wenig Natrium wie möglich ausscheidet, also auch seine Natriumzufuhr deutlich herunterfährt, sprich: weniger Salz isst. Für Herrn P. (und auch für Sie) bedeutet dies ab sofort: Kein Nachsalzen einer ohnehin schon gesalzenen Mahlzeit mehr!

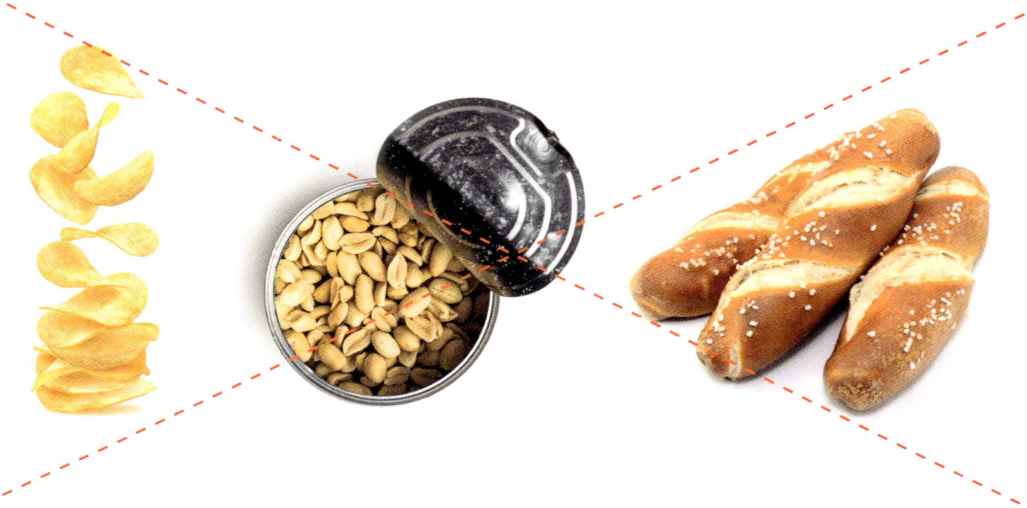

Oft ist gar nicht das Salz beim Kochen das Problem, sondern das zusätzliche Salz, das wir unbewusst und in Fertigprodukten zu uns nehmen, zum Beispiel in Form von Knabbereien.

Vermeiden Sie Fertigprodukte und Fertigsuppen. Würzen Sie mit Kräutern statt mit Salz. Passen Sie bei Fertigsoßen, Knabbereien, Senf und dergleichen auf. Diese Produkte sollen vor allem schmecken und sind daher sehr salzhaltig. Der Natriumgehalt im Urin kann dabei helfen abzuschätzen, ob Sie sich bereits sehr salzarm ernähren oder nicht. Bei Herrn P. sehe ich da durchaus noch etwas Verbesserungspotenzial.

- Reduzieren Sie den Verzehr von Fleisch- und Wurstprodukten.
- Vermeiden Sie große Mengen von Nahrungsmitteln mit besonders hoher Oxalatkonzentration, also vornehmlich Spinat, Rhabarber sowie Rote Bete, da diese wunderbare Bindungspartner für das ohnehin erhöhte Kalzium darstellen.
- Generell sollten Sie viel Obst und vor allem Gemüse essen, da diese aufgrund ihres hohen Zitratgehaltes schützend wirken.

»Wenn ich so viel Kalzium über die Niere verliere, muss ich dann mehr essen, um den Verlust auszugleichen? Oder eher weniger, damit ich nicht so viel ausscheide?«

Dies ist eine gute Frage. Wir erinnern uns an das vorherige Kapitel: Die Empfehlung lautete, sich »normal« zu ernähren, das heißt, so viel Kalzium zu sich zu nehmen, wie es auch dem Rest der gesunden Allgemeinbevölkerung empfohlen wird, also etwa 1000 bis 1200 Milligramm pro Tag.

Wie verhält es sich aber nun, wenn nachgewiesen ist, dass man unfreiwillig mehr Kalzium über die Niere verliert, als es bei einem gesunden Menschen der Fall ist? Ein hoher Kalziumverlust über die Niere erhöht das Risiko für eine spätere Osteoporose, da der Knochen der Leidtragende ist, der dann bei der Kalziumversorgung das Nachsehen hat. Wenn Sie Ihre Knochen schützen wollen, sollten Sie eine kalziumarme Ernährung tunlichst vermeiden. Die Annahme, dass dies Nierensteine verhindern könnte, ist leider ohnehin falsch. Wenn Sie nun im Gegenteil übermäßig viel Kalzium zu sich nehmen, weil Sie meinen, den Knochen damit Gutes zu tun, ist dies auch keine gute Idee, da die erhöhte Kalziumzufuhr wiederum die Kalziumkonzentration im Urin weiter erhöht und somit unter Umständen zu noch mehr Nierensteinen führt. Salomonisch gilt also auch bei einem erhöhten Kalziumverlust über die Niere der Ratschlag, eine »normale«, das heißt alters- und geschlechtsabhängige Versorgung mit Kalzium über die Ernährung anzustreben. Diese

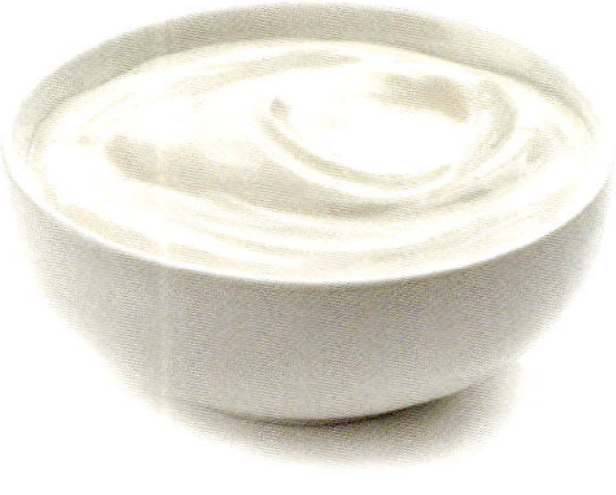

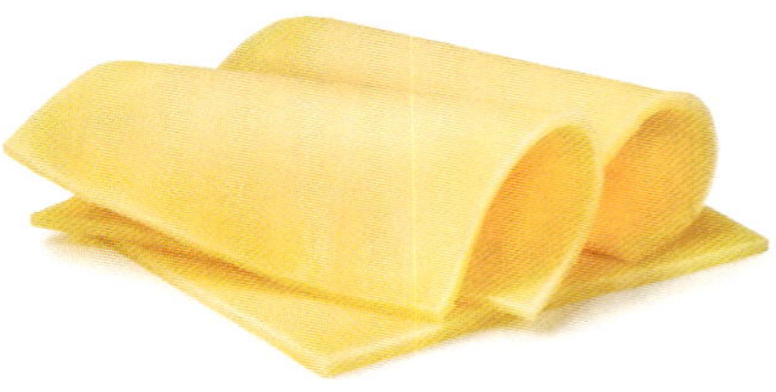

Schon 200 Milligramm Joghurt und zwei bis drei Scheiben Gouda reichen aus, um den Tagesbedarf von 1000 Milligramm Kalzium zu decken.

liegt beim Erwachsenen bei etwa 1000 bis 1200 Milligramm Kalzium pro Tag.[78]

Bei einem nachgewiesenen Vitamin-D-Mangel spricht auch erst einmal nichts gegen die Einnahme von entsprechenden Vitamin-D-Tabletten. Insbesondere wenn die Knochensubstanz infolge des chronischen Kalziumverlustes bereits beeinträchtigt ist, wird Vitamin D sogar ausdrücklich empfohlen.[79] Allerdings rate ich dazu, die Vitamin-D-Supplementation zunächst eher niedrig zu dosieren und, wenn nötig, dann nur sehr langsam die Dosis zu erhöhen. Unter einer laufenden Therapie sollten der Vitamin-D-Spiegel und die Kalziumausscheidung über die Niere stets kontrolliert werden.

MEDIKAMENTÖSE THERAPIEMÖGLICHKEITEN BEI WIEDERKEHRENDEN NIERENSTEINEN

Herr P. versichert mir, dass er viele der Maßnahmen bereits umsetzt, zum Beispiel esse er reichlich Obst und Gemüse. Beim Salz, das gibt er zu, sollte er sich noch mehr zurückhalten, da er sehr gerne nasche, und zwar eher salzig statt süß.

»Wenn das alles nicht funktioniert, gibt es dann nicht noch andere Möglichkeiten? Vielleicht Medikamente? Ich hatte ja schon so viele Nierensteine.«

Ja, es gibt Medikamente, die die Bildung von Nierensteinen verhindern. Es gibt eine Medikamentengruppe, die die Kalziumausscheidung über die Niere bremsen kann: die Thiazide.[80] Hier handelt es sich um eine Untergruppe von sogenannten Wassertabletten, die normalerweise verordnet werden, wenn Bluthochdruck oder Ödeme, also Wassereinlagerungen, vorliegen, zum Beispiel als Folge einer chronischen Herzschwäche. Sie blockieren einen Transporter im Kanalsystem, der zum Verlust von Natrium und Wasser führt. Eine ungewollte

Nebenwirkung besteht darin, dass Thiazide gleichzeitig die Ausscheidung von Kalzium im Urin hemmen. Bei Herrn P. könnten durch ein solches Medikament tatsächlich der Verlust von Kalzium über den Urin und das Steinrisiko sinken, indem die Nebenwirkung dieses Medikaments, also die Bremsung der Kalziumausscheidung, zur Hauptwirkung erklärt und das Medikament aus diesem Grund verabreicht wird.

Die Wirksamkeit bei Steinpatienten ist in Studien nachgewiesen,[81,82] zudem läuft derzeit in der Schweiz noch eine weitere Studie, deren Ergebnisse mit Spannung erwartet werden und die die genaue Wirkdosis untersucht.[83] Die anderen Wirkungen dieser Medikamentengruppe bleiben aber natürlich weiterhin bestehen: Die Medikamente wirken entwässernd, harntreibend und blutdrucksenkend, weswegen Thiazide ihre ursprüngliche Verwendung bei Patienten mit Herzschwäche finden. Und sie führen eben zu einem Verlust von anderen Elektrolyten wie Natrium und Kalium im Urin, sodass die entsprechenden Werte im Blut ebenfalls fallen können. Das setzt voraus, dass ein Nierenstein-Patient, der ein Thiazid erhält, es auch schafft, eine entsprechend hohe Trinkmenge von regelmäßig mindestens 2,5 bis 3 Litern am Tag einzuhalten.

Während der Medikamenteneinnahme sollten regelmäßig Kontrolluntersuchungen von Blut und Urin erfolgen: im Blut, um zu untersuchen, ob der Elektrolythaushalt beeinträchtigt wird, und besonders, um zu überprüfen, ob das Kalium nicht zu niedrig ist; im Sammelurin kann der Erfolg der Therapie am Abfall des Urinkalziums abgeschätzt werden.[84] Die empfohlenen Höchstdosen werden gerade von jungen Patienten oft nicht gut vertragen, da der Blutdruck zu stark abfällt. Man sollte daher die Therapie mit eher niedrigen Dosen beginnen und diese langsam steigern, abhängig davon, wie gut das Medikament im Einzelfall vertragen wird. Bei Herrn P. mit seinem grenzwertig hohen Blutdruck mache ich mir da wenig Sorgen, doch jeder Patient ist individuell zu betreuen.

Noch ein wichtiger Hinweis zum Thema Thiazid: Thiazide sollten nicht während einer Schwangerschaft eingenommen werden. Plant eine junge Frau, zeitnah schwanger zu werden, sollte der Start einer Thiazid-Therapie auf später verschoben werden.

WAS SIE BEI DER EINNAHME EINES THIAZIDS WISSEN SOLLTEN

Die bekanntesten Thiazide sind Hydrochlorothiazid, Chlorthalidon und Indapamid. Thiazide sind seit Jahrzehnten als Wirkstoffe in der Medizin im Einsatz; die Erfahrung, die man mit ihnen hat, ist daher groß. Vor Kurzem konnte in einer großen Registerstudie in Dänemark ein Zusammenhang zwischen Hydrochlorothiazid und einem erhöhten Hautkrebsrisiko hergestellt werden.[85] Letztlich kann aber nicht ausgeschlossen werden, dass auch andere Thiazide mit einem solch erhöhten Risiko einhergehen.[86] Egal, welches Thiazid Sie einnehmen: Achten Sie stets auf Sonnenschutz und regelmäßige Screeninguntersuchungen beim Hautarzt. Ab 35 Jahren übernimmt die gesetzliche Krankenkasse die Kosten für ein solches Screening.

»Gibt es noch weitere Medikamente außer denen, die den Kalziumverlust bremsen?«

Mit dieser Frage unterbricht mich Herr P. Ich war ja noch gar nicht fertig. Ja, es gibt noch andere medikamentöse Therapiemöglichkeiten. Im Urin ist ein Stoff enthalten, von dem man durchaus reichlich haben darf: Zitrat. Es schützt vor der Bildung von kalziumhaltigen Steinen und hemmt die Kristallisation. Obst und Gemüse sind natürliche Zitratlieferanten. Im Urin sollte die Zitratmenge bei über 325 Milligramm pro Tag liegen, bei Patienten mit idiopathischem Kalziumverlust über die Niere wird sogar ein Urinzitratgehalt von mehr als 400 Milligramm pro Tag empfohlen, um den Schutz

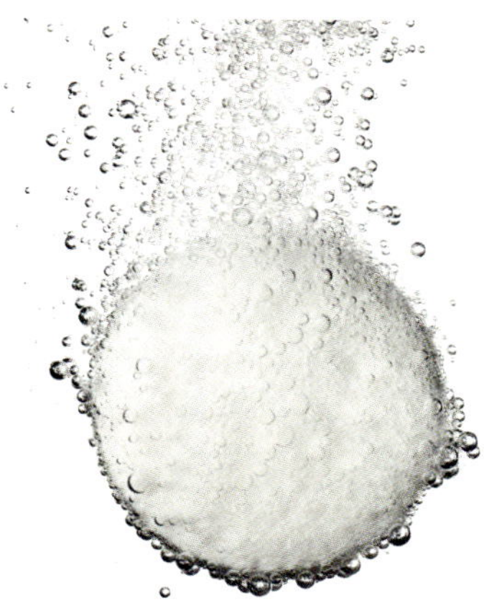

Es gibt zahlreiche Zitratprodukte auf dem Markt, auch in Form von Brausetabletten.

vor Steinen noch weiter zu verbessern.[87] In der Tat kann man Zitrat auch in Form von Pulvern oder Tabletten zuführen, um die Zitratmenge im Urin zu erhöhen.

Zitrat wird idealerweise in Form von Kaliumzitrat zugeführt, auch Magnesiumzitrat ist eine denkbare Zitratquelle. Die bekanntesten Kalium- und Magnesiumzitratprodukte sind zum Beispiel Kalinor Brausetabletten, Kalium Verla oder Magnesium Verla. Auch Blemaren, Blanel oder Uralyt sind häufig eingenommene Produkte – vielleicht haben Sie ja schon einmal eines davon erhalten (diese Auflistung ist nicht vollständig). Auch diese gehören zu den Zitratprodukten und erhöhen den Urin-pH-Wert, in der langfristigen Therapie haben manche der genannten Produkte jedoch den Nachteil, dass sie Natrium enthalten, dessen zusätzliche Einnahme bei Patienten mit einem Kalziumverlust im Urin vermieden werden sollte. Acetolyt ist ein Medikament, das sogar Kalzium enthält. Besprechen Sie mit Ihrem Arzt, welches Produkt für Sie am sinnvollsten ist. Falls Sie ein Thiazid einnehmen, verliert der Körper als Nebenwirkung Kalium. Muss dann Kalium zusätzlich zugeführt werden, bietet es sich an, Kalium in Form von Kaliumzitrat zu ersetzen.[88]

»Beginnen wir alles gleichzeitig? Muss das mit den Thiaziden sofort sein? Ist ein weiterer Besuch bei Ihnen nötig?«

Das besprechen und entscheiden Herr P. und ich gemeinsam. Er wird nun vermehrt darauf achten, die Trinkmenge zu erhöhen, auch an stressigen Arbeitstagen und auf langen Radtouren. Was seine Ernährung anbelangt, so wird er ab sofort verstärkt auf seinen Salzkonsum achten und auf entsprechende Knabbereien beim nächsten Netflix-Abend verzichten. Er isst gern asiatisch und würzt gern mit Sojasoße, da wird er sich nun eine Alternative überlegen oder nur noch sehr vorsichtig und wenig verwenden, da Sojasoße sehr natriumhaltig ist.

Die Einnahme eines Thiazids möchte er sich gern noch mal überlegen. Er möchte zunächst abwarten, wie weit er seine Kalziumausscheidung absenken kann, wenn er seinen Salzkonsum drastisch und erfolgreich zurückgefahren hat. Wir werden daher in etwa einem halben Jahr seinen Urinkalziumspiegel in einem Sammelurin erneut bestimmen und besprechen, ob es nicht doch sinnvoll wäre, zusätzlich ein Thiazid einzunehmen, sowohl im Hinblick auf seine Steine als auch auf seine Knochengesundheit, da Thiazide hierauf ebenfalls einen positiven Einfluss haben können, indem sie den Kalziumverlust bremsen.[89] Spätestens wenn Herr P. doch wieder einen neuen Nierenstein entwickelt, würde ich ihm auf alle Fälle dazu raten. Dazu muss man nicht bis zur nächsten Kolik warten – mit einer Ultraschalluntersuchung kann man unter Umständen einen Stein entdecken, bevor er Symptome macht.

Da der Zitratwert von Herrn P. im Urin nicht optimal ist und passend dazu der Urin-pH-Wert eher im sauren Bereich liegt, empfehle ich ihm außerdem die Einnahme eines Zitratproduktes. Herr P. nimmt nach dem Sport öfters mal Magnesium ein, um Wadenkrämpfen vorzubeugen. Ich rate ihm, versuchsweise einmal täglich regelmäßig Magnesiumzitrat einzunehmen,[90] idealerweise abends. In der Nacht trinkt man nichts, der Urin ist daher im Schlaf am höchsten konzentriert, und ein kleiner Extra-Zitrat-Schutz ist daher nicht schlecht.

Eine wichtige Bemerkung noch, die mir sehr am Herzen liegt: Bitte beginnen Sie nicht einfach selbst mit einer Zitrateinnahme, auch wenn Zitratprodukte teils rezeptfrei in der Drogerie erhältlich sind. Es gibt Situationen, zum Beispiel bei sehr hohem Urin-pH-Wert, bei denen Zitratprodukte kontraproduktiv sein können.[91] Zudem enthalten Zitratprodukte oft zusätzlich Kalium, Natrium, Magnesium oder Kalzium. Klären Sie mit Ihrem Arzt zuvor ab, ob überhaupt und wenn ja welches Zitratpräparat für Sie am geeignetsten ist. Wenn Sie dann ein Zitrat einnehmen, sollte der Urin-pH-Wert regelmäßig kontrolliert werden. Normalerweise steigt der Urin-pH-Wert unter einer Zitratgabe an, er sollte aber bei einer Neigung zu Kalziumsteinen nicht zu hoch, das heißt nicht dauerhaft über 7, steigen, sonst bilden sich Kalziumkarbonat- und Kalziumphosphatsteine.

EIN WORT ZUM MAGNESIUMZITRAT

Die Kosten für reine Magnesiumzitratprodukte zur Steinprophylaxe werden von den gesetzlichen Krankenkassen in der Regel nicht übernommen, da Magnesium als Nahrungsergänzungsmittel gilt. Wenn die Wahl bei Ihnen auf Magnesiumzitrat fällt, können Sie daher in die Apotheke gehen und das Magnesiumzitratprodukt Ihrer Wahl kaufen. Sie können gern ein wenig durchprobieren, mit welchem Präparat Sie am besten zurechtkommen. Es macht nur eine langfristige Therapie Sinn, also wählen Sie ruhig etwas, das Ihren Vorlieben entspricht, sei es nun ein Pulver oder eine Tablette. Prüfen Sie aber unbedingt, dass als Inhaltsstoff Magnesiumzitrat angegeben ist, nicht etwa Magnesiumoxid oder Magnesiumchlorid.

Was Sie auch noch bedenken müssen: Die Einnahme eines Thiazids oder auch aller anderen Medikamente gegen Nierensteine ist nur sinnvoll, wenn Sie langfristig dabeibleiben. Eine kurzzeitige Einnahme über ein paar Wochen wird keinen Effekt zeigen. Auch hier brauchen Sie Geduld und einen langen Atem; ein Effekt macht sich in der Regel erst nach Monaten bemerkbar.

Thiazide und Zitrate sind die Medikamente, die am häufigsten in der Nierensteintherapie zum Einsatz kommen. Auch Allopurinol, das der eine oder andere aus der Gichttherapie kennt, kann bei kalziumhaltigen Nierensteinen zum Einsatz kommen. Das hängt ganz vom Befund im Sammelurin ab.[92] Es gibt darüber hinaus noch weitere Substanzen, die unter besonderen Bedingungen oder gezielt bei seltenen Steinarten zum Einsatz kommen (siehe auch Kapitel 5, »Der seltene Stein«, ab Seite 95). Es würde allerdings den Rahmen dieses Ratgebers sprengen, jede etwaig angezeigte Substanz vorzustellen, und sollte im Einzelfall mit dem Arzt abgesprochen werden.

Mit welcher Untersuchung weist man neue Nierensteine am besten nach?

Herr P. ist erst mal zufrieden. Er kennt nun die Ursache für seine Nierensteine, erfreulicherweise steckt aber keine andere ernste Erkrankung dahinter. Er hat einige Tipps erhalten, was er im Alltag ändern kann. Und wenn die Tipps nicht ausreichen, um sein Problem der wiederkehrenden Steine in den Griff zu kriegen, dann gibt es ja immer noch die »Thiazid-Keule«, wie er sagt.

»Eine letzte Frage: Machen wir dann immer Ultraschall, um zu sehen, ob ein neuer Stein da ist? Reicht dafür eine Ultraschalluntersuchung überhaupt aus?«

Man kann Ultraschall oder eine Computertomographie (CT) nutzen, um sich auf »Steinsuche« zu begeben. Ultraschall hat den Vorteil, dass er schnell und fast überall angewandt werden kann und keinerlei Nebenwirkungen hat. Tatsächlich können aber extrem kleine Steinchen oder solche, die an einer ungünstigen Stelle oder in den Harnleitern sitzen, der Entdeckung entgehen. Bei Übergewicht und damit einhergehenden erschwerten Schallbedingungen kann das tatsächlich ein Problem sein. Ein CT ist da genauer, hat aber als Nachteil eine hohe Strahlenbelastung.[93] Der Aufwand, auch der zeitliche, ist insgesamt größer. Routinemäßig führt man in Deutschland daher zunächst eine Ultraschalluntersuchung durch. Wenn der Befund unklar ist, wenn eine Operation geplant wird oder wenn im Ultraschall zwar kein Stein auffindbar, der Verdacht auf einen Stein aber groß ist, schließt man ein CT an.[94] Ob dies notwendig ist, entscheidet der behandelnde Arzt.

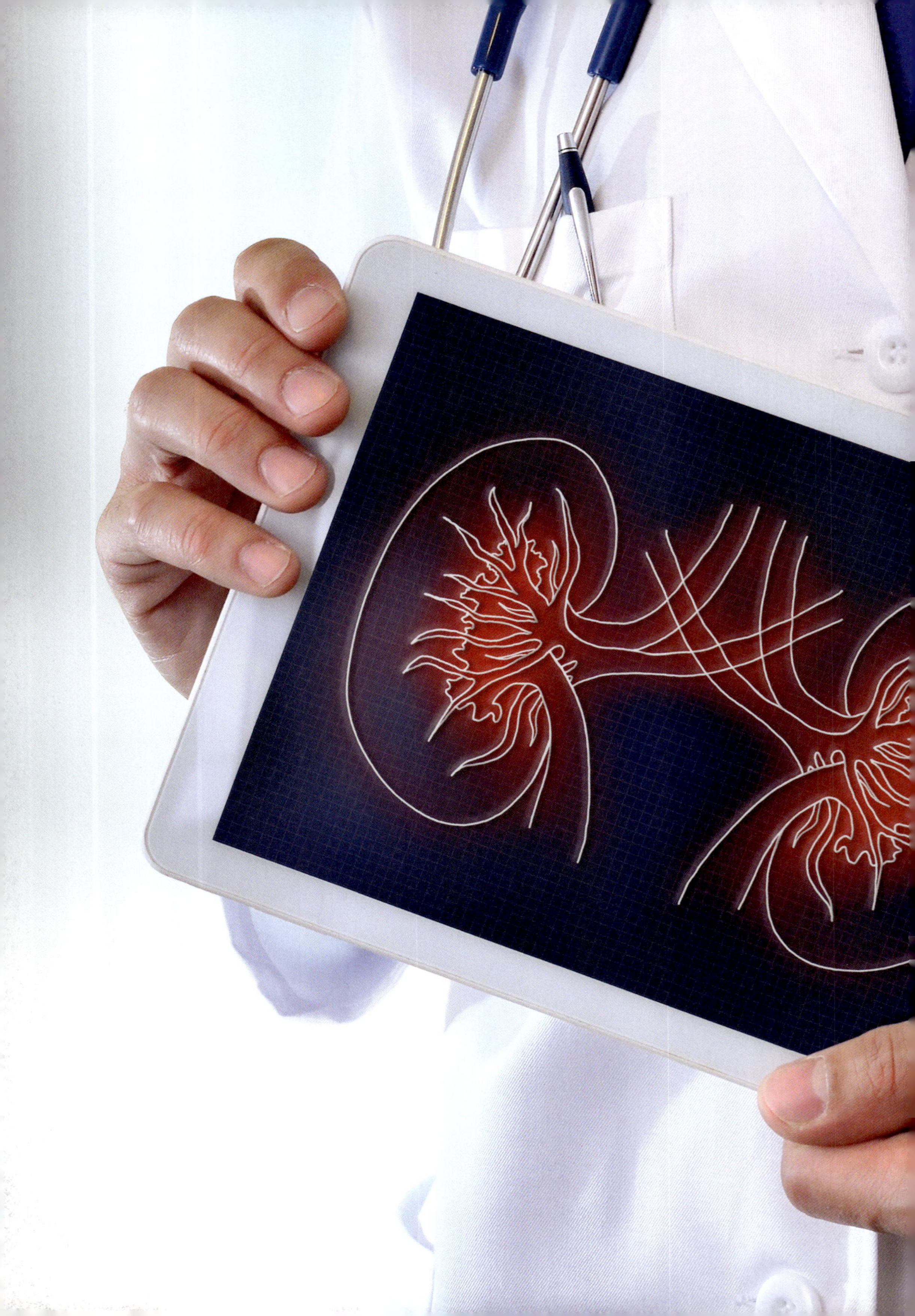

4 DER STEIN ALS SYMPTOM

In den vorherigen beiden Kapiteln habe ich dargelegt, wie Ernährung und Lebensstil auf der einen, aber auch eine gewisse genetische Veranlagung auf der anderen Seite das Risiko für Nierensteine erhöhen können. Es gibt aber auch Steine, die als Folge einer komplett anderen Erkrankung auftreten können. Beseitigt man das zugrunde liegende Problem, dann sind Sie im Regelfall auch die Steine los. Im folgenden Kapitel finden Sie ein paar häufigere Krankheitsbilder dargestellt, die als eine Art Kollateralschaden zu Nierensteinen führen. Die Auflistung erhebt dabei keinen Anspruch auf Vollständigkeit.

DER KLASSIKER: NIERENSTEINE UND DAS ENTFESSELTE PARATHORMON

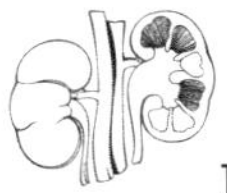

Haben Sie schon vom Parathormon gehört? Meiner Erfahrung nach kennen es die wenigsten, dabei spielt es eine zentrale Rolle in der Regulation des Kalzium- und Phosphathaushalts. Eine Fehlregulation, in diesem Fall eine unkontrollierte Überproduktion von Parathormon, kann zu Nierensteinen führen. Behandelt man das eigentliche Problem, also die Überproduktion – und man kann sie sehr gut behandeln –, dann verschwinden die Steine gleich mit. Manchmal kann die Lösung eines Problems so einfach sein! Was aber verbirgt sich dahinter genau? Was ist nötig, um die Diagnose zu stellen? Und woran erkennen Sie, ob Ihre Nierensteine mit einer Störung des Parathormonstoffwechsels zusammenhängen?

Typische Befunde der Parathormonüberproduktion

Frau C., 38 Jahre alt, wird von ihrem Hausarzt zu mir geschickt. Bislang gesund, hatte sie vor zweieinhalb Jahren ihren ersten Nierenstein entwickelt. Dieser musste in einer Operation geborgen werden, die Steinanalyse ergab eine Mischung aus Kalziumphosphat und etwas Kalziumoxalat. In ihrer Familie leidet sonst niemand an Nierensteinen oder anderen Nierenerkrankungen. Nach der operativen Steinentfernung stellte Frau C. ihre Ernährung etwas um und erhöhte ihre Trinkmenge. »Nach einem Jahr kam der zweite Stein. Sechs Monate später der dritte. Seitdem noch mal zwei, und meine Hausärztin sagt, im Ultraschall sieht sie schon wieder den nächsten. Das ist wirklich unheimlich. Sie kommen in immer kürzeren Abständen, ich fühle mich – verzeihen Sie mir das Wortspiel – im wahrsten Sinne des Wortes überrollt von ihnen.«

Zwei weitere Steine wurden ebenfalls zur Analyse geschickt, sie waren stets kalziumhaltig. Ich fahnde nach weiteren Symptomen; auf Nachfrage gibt

Frau C. an, dass sie etwas müder und antriebsloser sei als sonst. Sie habe in letzter Zeit ein paar Probleme mit der Verdauung bemerkt, Verstopfung und zunehmende Appetitlosigkeit, aber – und da hat sie natürlich recht – das sei ja alles etwas unspezifisch. Sie habe diese Verdauungsbeschwerden bislang auf ihren Kaffeekonsum geschoben, der deutlich zugenommen habe als Folge ihrer Antriebslosigkeit.

»Welche Untersuchungen schlagen Sie bei so vielen Steinen vor?«

Diese Frage stellt mir Frau C. nun. Wir machen dasselbe wie im vorherigen Kapitel beschrieben: Blutabnahme, eine spontane (kleine) Urinprobe, Sammelurin. Schon bevor Frau C. mit dem Urinsammeln überhaupt anfängt, zeichnet sich die Hauptverdachtsdiagnose aufgrund ihrer Blutwerte bereits ab. Hier die wesentlichen Befunde auf einen Blick:

Parameter	Frau C.	Referenzbereich (Labor Limbach)
Kalzium	2,80 mmol/l	2,20–2,55 mmol/l
Phosphat	0,65 mmol/l	0,81–1,45 mmol/l
Parathormon	85 ng/l	11–43 ng/l

So deutlich sieht man es selten: Parathormon und Kalzium sind erhöht, Phosphat erniedrigt. »Ihre Befunde sprechen für das Vorliegen einer überschießenden und unkontrollierten Bildung von Parathormon. Das würde die Laborwerte und die Nierensteine sehr gut erklären. Für diese Sachlage gibt es gute Behandlungsmöglichkeiten, zunächst müssen wir aber diese Verdachtsdiagnose bestätigen.«

Die Aufgabe des Parathormons

Frau C. schaut mich fast schon schockiert an.

»Das habe ich ja noch nie gehört. Was macht denn dieses Parathormon? Ist das gefährlich?«

Parathormon ist ein Hormon, das an der Regulation des Kalzium- und des Phosphathaushalts beteiligt ist. Es wird in den Nebenschilddrüsen gebildet, das sind vier kleine Drüsen, die hinter der Schilddrüse versteckt sind.[95] Grob gesagt besteht die Aufgabe des Parathormons darin, die Konzentration an Kalzium im Blut hoch zu halten. Dazu entfaltet es seine Wirkung an drei Organen: Knochen, Niere und Darm. Im medizinischen Fachjargon bezeichnet man die unkontrollierte Überproduktion von Parathormon als primären Hyperparathyreoidismus.

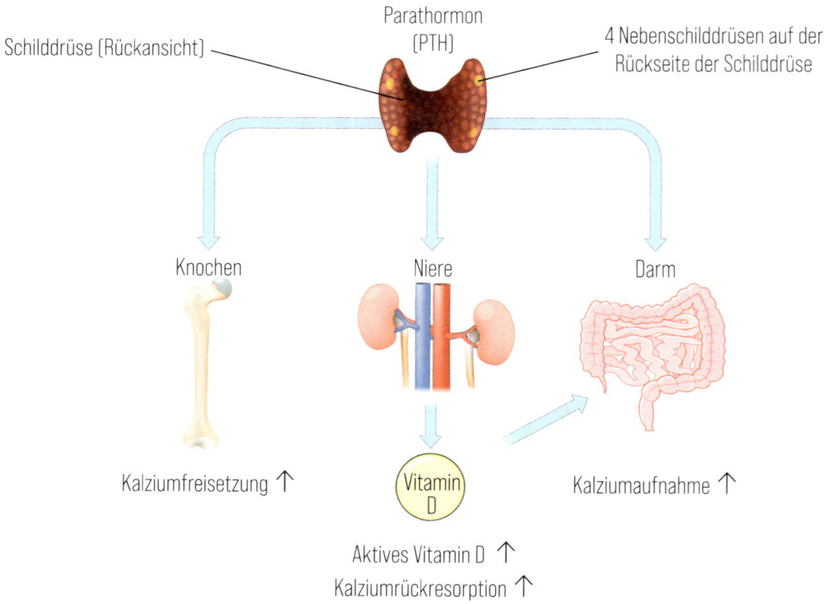

Nur wenige kennen sie, sie sind ja auch gut versteckt: Die vier kleinen Nebenschilddrüsen, in denen Parathormon gebildet wird, sitzen hinter der Schilddrüse.

Es setzt direkt Kalzium aus dem Knochen frei und begünstigt die Kalziumaufnahme aus der Nahrung über den Darm. Dabei hilft, dass Parathormon auch die Bildung von aktivem Vitamin D in der Niere triggert.[96] Phosphat wird durch das Parathormon im Gegenzug im Blut abgesenkt. Zur ungezügelten Überproduktion des Parathormons kommt es dann, wenn alle Kontrollmechanismen wegfallen, das Parathormon ist im wahrsten Sinne des Wortes »entfesselt«. Als Ursache findet sich meist ein gutartiger Knoten in der Nebenschilddrüse, in dem ohne Rücksicht auf den tatsächlichen Bedarf munter immer weiter Parathormon nachgebildet wird.[97] Wird das Parathormon ohne Regulation weiterproduziert, dann häuft das Parathormon immer mehr Kalzium im Blut an, es kommt zu einer erhöhten Kalziumkonzentration im Blut. Dieser massive Kalziumüberschuss wird am Ende über die Niere ausgeschieden, es kommt zur Hyperkalziurie, das heißt zu einer erhöhten Kalziumkonzentration im Urin und als Folge zu Nierensteinen.

Weitere Symptome und ergänzende Diagnostik

»Das ist ja interessant. Und sind Nierensteine das einzige Symptom einer solchen überschießenden Parathormonbildung?«

Nierensteine sind heutzutage das häufigste und offensichtlichste Problem im Rahmen einer unkontrollierten Parathormonproduktion. Auf Dauer wird aber auch der Knochen in Mitleidenschaft gezogen, es kann zu einer ausgeprägten Knochendichteminderung kommen, da ja das Parathormon das Kalzium aus dem Knochen herausholt. Auch depressive Verstimmungen und unbestimmte Magen-Darm-Beschwerden wie Übelkeit, Völlegefühl, Gewichtsabnahme oder Verstopfung können auftreten. Früher, als eine solche Erkrankung lange nicht erkannt wurde, haben Betroffene manchmal sogar Magengeschwüre entwickelt. Deswegen sprach man auch von »Stein-, Bein-, Magenpein«. So weit kommt es heutzutage aber kaum noch. Im schlimmsten Fall kann der Kalziumgehalt im Blut jedoch so stark ansteigen, dass es zu einem Nierenversagen kommt.[98]

»Und das sieht man so einfach im Labor? War's das an Diagnostik?«

Tatsächlich liegt bei Frau C. ein sehr eindrücklicher »Traumbefund« vor, nicht immer ist die Konstellation so eindeutig: deutlich erhöhte Kalzium- und Parathormonwerte, deutlich zu niedriger Phosphatgehalt. Oft ist das Parathormon beispielsweise nur ganz leicht erhöht und das Kalzium gerade noch so im oberen Normalbereich. Natürlich werden wir zur Bestätigung den Befund des Sammelurins noch abwarten. Außerdem werden wir bei Frau C. nun noch einen Ultraschall des Halses durchführen und eine nuklearmedizinische Untersuchung, um den besagten kleinen Knoten der Nebenschilddrüse zu lokalisieren und so die Diagnose zu sichern.

Therapiemöglichkeiten der Parathormonüberproduktion und die Folgen für die Steine

»Wie therapieren wir nun mein überaktives Parathormon? Kann man da gezielt was machen?«

Ja, man kann ganz gezielt vorgehen. Frau C.s Kalziumgehalt im Blut ist deutlich erhöht und sie leidet unter wiederkehrenden Nierensteinen. Falls es kein triftiges Gegenargument gibt, würde ich ihr zu einer Operation raten, bei der der kleine Nebenschilddrüsenknoten entfernt wird. Damit wird das Problem an der Wurzel entfernt – perfekt! Danach werden sich der Kalzium- und Phosphatspiegel im Blut langfristig normalisieren und das Steinproblem löst sich in der Regel von ganz allein in Luft auf. Diese Fehlregulation von Parathormon ist ein gutes Beispiel, wie ein Steinleiden erfolgreich therapiert werden kann, indem man die eigentliche Ursache behebt.

Wenn eine Operation aus welchen Gründen auch immer nicht durchgeführt werden kann oder soll, kommen Medikamente zum Einsatz, die den hohen Kalziumspiegel im Blut senken oder die Bildung von Parathormon blockieren können.[99] Dies erfolgt natürlich immer in Absprache mit einem Arzt und wird individuell entschieden.

ANDERE ERKRANKUNGEN, DIE ZU NIERENSTEINEN »ALS SYMPTOM« FÜHREN

»Das wäre ja toll, wenn ich die Steine nach einer Operation dann endgültig los bin. Gibt es denn noch andere Erkrankungen, die zu solchen Nierensteinen wie bei mir führen?«

Tatsächlich gibt es nur wenige Krankheitsbilder, bei denen sich das Steinproblem so einfach beheben lässt. Aber es gibt durchaus eine ganze Reihe von Erkrankungen, bei denen ein Stein als Symptom zur Diagnose führen kann oder die als eine Art Kollateralschaden das Risiko für Steine erhöhen. All diese Erkrankungen zu besprechen, würde allerdings den Rahmen dieses Ratgebers sprengen, daher komme ich im Folgenden nur auf die bekanntesten und häufigsten zurück. Steinart, Risikofaktoren und Veränderungen im Urin sowie Behandlungsoptionen unterscheiden sich bei diesen unterschiedlichen Erkrankungen stark. Was allen gemeinsam ist: Um die Nierensteine erfolgreich zu bekämpfen, muss auch die Grunderkrankung angegangen werden. Selbst wenn diese nicht vollständig geheilt werden kann, sollte sie dennoch bestmöglich therapiert werden. Meist ist dann zumindest eine Besserung des Nierensteinleidens zu erwarten.

Störungen im Kalzium- und Säure-Basen-Haushalt

Neben dem entfesselten Parathormon können auch eine Vitamin-D-Überdosierung oder die seltene Sarkoidose, eine Systemerkrankung, zu einem Kalziumüberschuss führen und somit in der Folge Nierensteine auslösen. Steine können sich zudem als Begleitsymptom beim Cushing-Syndrom, der Überproduktion des Stresshormons Cortisol, bemerkbar machen und bei manchen Autoimmunerkrankungen wie dem Sjögren-Syndrom oder dem systemischen Lupus erythematodes auftreten.[100,101,102] Bei diesen beiden letztgenannten Erkrankungen sind in der Regel der Säure-Basen- und der Zitrathaushalt durcheinandergeraten.

Störungen im Oxalathaushalt

»Meine Freundin hatte vor Kurzem auch einen Stein. Könnte das damit zusammenhängen, dass sie vor etwa drei Jahren eine OP zur Magenverkleinerung hatte?«

Das ist gut möglich und hängt von der genauen Art der Operation ab. Bei der im Volksmund als »Magenverkleinerung« bezeichneten Operation handelt es sich um einen Eingriff aus dem Bereich der Adipositas-Chirurgie. Solche Operationen werden bei extrem Übergewichtigen durchgeführt mit dem Ziel der langfristigen Gewichtsabnahme. Dabei wird der Magen-Darm-Trakt chirurgisch so verändert, dass die Nahrungsaufnahme bewusst beeinträchtigt wird. In Deutschland finden vor allem zwei Techniken Anwendung: der Magenbypass und die Anlage eines Schlauchmagens.[103] Wenn der Magen einfach nur verkleinert wird, wie eben bei der Anlage eines Schlauchmagens oder eines Magenbandes, ergibt sich in der Regel kein erhöhtes Risiko für Nierensteine.

Die Anlage eines Magenbypasses ist etwas komplizierter, der Speisebrei wird in einer solchen Operation dauerhaft um- und direkt in tiefer gelegene Darmabschnitte weitergelenkt.[104] Ist ein solcher Magenbypass angelegt worden, dann hat Frau C.s Freundin tatsächlich ein höheres Risiko, Kalziumoxalat-Nierensteine zu entwickeln.[105,106] Im Schnitt treten diese 1,5 bis 3,6 Jahre nach einer solchen OP auf.[107]

Das lässt sich wie folgt erklären: Der durch diese Operation künstlich veränderte Verdauungsvorgang im Dünndarm verändert derart die Zusammensetzung des Nahrungsbreis, dass am Ende im Dickdarm viel zu viel freies Oxalat vorhanden ist und dann auch aufgenommen wird. Dies führt zu einer vermehrten

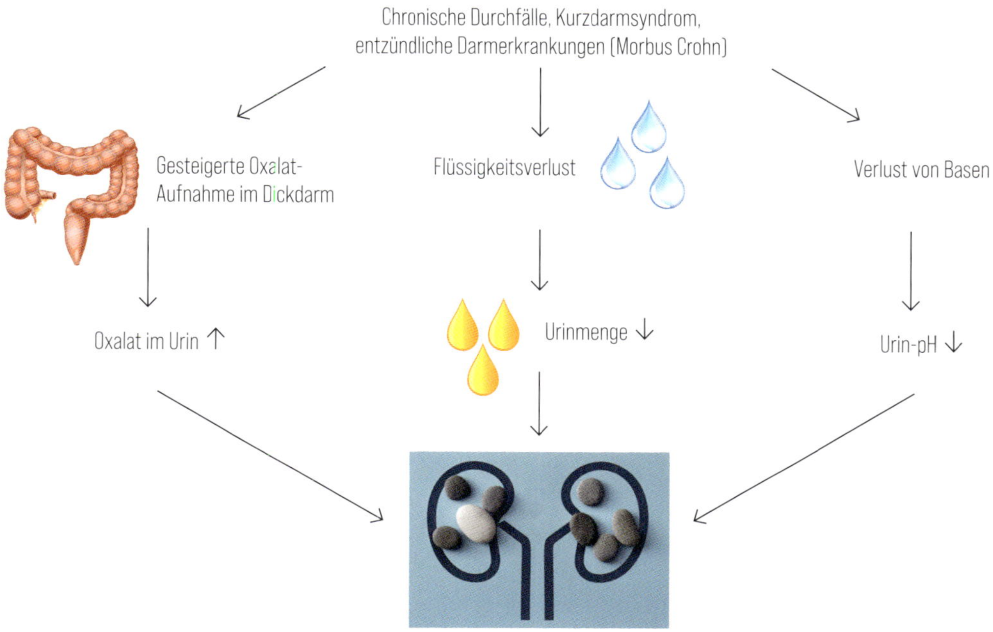

Schwere Darmerkrankungen können die Bildung von Nierensteinen begünstigen, woran mehrere Mechanismen beteiligt sind. Das hat den Vorteil, dass man auch in der Therapie verschiedene Angriffspunkte wie Oxalat, Urinmenge und Urin-pH-Wert hat.

Oxalatausscheidung im Urin (Hyperoxalurie) und damit zu Kalziumoxalatsteinen. Diese Form der Hyperoxalurie nennt sich sekundär, da das Problem in der gestörten Aufnahme im Darm liegt und nicht da, wo Oxalat gebildet wird, nämlich in der Leber.

»Und tritt so eine Hyperoxalurie nur nach solchen Operationen zum Abnehmen auf?«

Nein. Verschiedene schwere Erkrankungen des Verdauungstraktes können zum gleichen Phänomen führen, also zu einer gesteigerten Oxalataufnahme aus dem Darm und in der Folge zu einer übermäßigen Oxalatausscheidung im Urin. Klassische Beispiele hierfür sind ein Kurzdarmsyndrom nach einer großen Dünndarmoperation, aber auch eine Zöliakie, ein Morbus Crohn, der zu den chronisch entzündlichen Darmerkrankungen gehört, oder eine

Schwäche der Bauchspeicheldrüse, wie sie sich zum Beispiel nach wiederholten Entzündungen entwickeln kann.[108] Wenn Sie dann zusätzlich noch unter schweren Durchfällen leiden, verschlimmert sich die Situation weiter, da es zu einem Flüssigkeitsverlust und einem Verlust an Basen kommt. Das bedeutet ein geringes Urinvolumen und einen sauren Urin-pH-Wert – zusammen mit dem reichlich vorhandenen Oxalat lässt das die Steine Purzelbäume schlagen.

»Soll meine Freundin sich vielleicht auch bei Ihnen vorstellen? Gibt es besondere Therapiemöglichkeiten? Sie kann die OP ja nicht rückgängig machen.«

Die Freundin soll sich auf alle Fälle bei mir vorstellen. Im nächsten Schritt ist ein 24-Stunden-Sammelurin ungemein wichtig, um zu überprüfen, ob das Oxalat auch wirklich erhöht und somit Mitverursacher der Nierensteine ist. Nicht, dass doch etwas ganz anderes dahintersteckt. Überraschungen gibt es immer wieder. Außerdem müssen auch die anderen *urinary risk factors* (siehe Seite 44 und Seite 60) bestimmt werden. Durchfälle führen beispielsweise zu sehr niedrigen Zitratkonzentrationen im Urin. Entsprechend unterscheiden sich auch die Therapievorschläge voneinander. Wichtig ist in diesen Fällen die Vermeidung besonders oxalatreicher Lebensmittel.

OXALATHALTIGE LEBENSMITTEL ERMITTELN

Die Lebensmittel mit den höchsten Oxalatkonzentrationen wurden in diesem Buch bereits mehrfach benannt: Spinat, Mangold, Rote Bete, Rhabarber und Nüsse. Natürlich enthalten auch andere Lebensmittel Oxalat, mal mehr, mal weniger. Eine sehr interessante und umfassende Übersicht findet sich zum Beispiel unter dem Link oxalate.org. Ein Patient hat hier akribisch unter Angabe der entsprechenden Quellen Lebensmittel und Oxalatgehalt zusammengetragen. Kleine Vorwarnung: Die Liste ist auf Englisch.

Auch Zitrat zeigt oft gute Effekte, vor allem wenn sich als Folge der Durchfälle ein Zitratmangel im Urin findet. In schweren Fällen einer solchen Hyperoxalurie gibt es zusätzlich ein paar therapeutische Besonderheiten, beispielsweise kommen – im Gegensatz zu anderen Steinen – auch Kalzium- oder Magnesiumtabletten, die zu den Mahlzeiten eingenommen werden, zur Anwendung. Ob das in Ihrem Fall sinnvoll ist, sollte der Sie behandelnde Arzt individuell entscheiden. Wenn Sie also an einer chronischen Darmerkrankung und gleichzeitig an Nierensteinen leiden, dann sollten Sie unbedingt direkt Ihren Gastroenterologen (Facharzt für Erkrankungen des Verdauungstraktes) darauf ansprechen. Die optimale Behandlung der Darmerkrankung ist in einem solchen Fall Voraussetzung für die Steintherapie.

Chronische Infekte

Zuletzt möchte ich noch die Infektsteine erwähnen, da auch diese zu einem schweren Verlauf führen können. In der Steinanalyse liest man meist den Befund »Struvit« sowie »Kalziumkarbonat«. Sie entstehen als Folge von wiederholten und chronischen Infekten im Bereich der ableitenden Harnwege. Urin-Dauer-

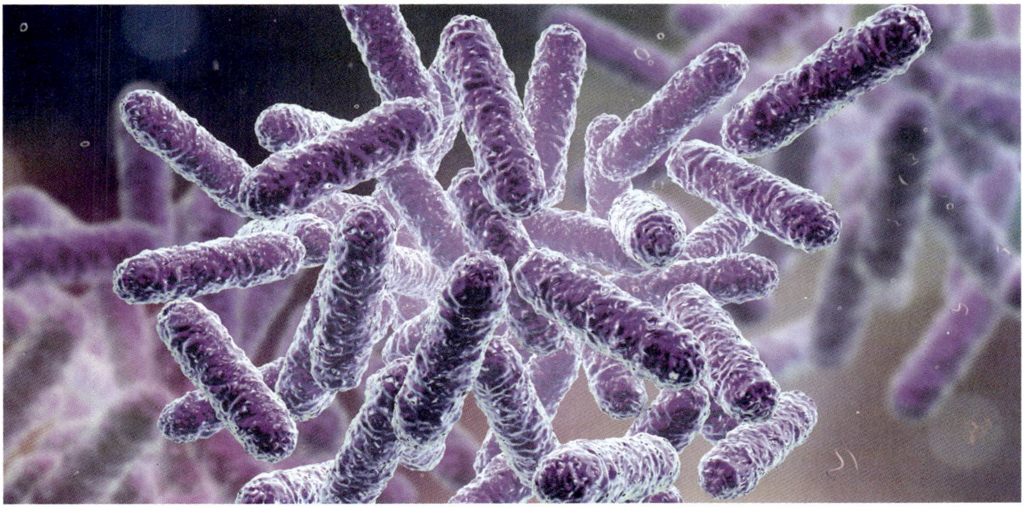

Bakterielle Harnwegsinfekte spielen eine zentrale Rolle bei der Bildung von Infektsteinen.

katheter oder eine Harnblasenentleerungsstörung wie beispielsweise nach einer Querschnittslähmung begünstigen hierbei die Entstehung von Infekten.[109]

Was besonders fies ist: Infektsteine können innerhalb weniger Wochen sehr schnell wachsen, oft kleiden sie das gesamte Nierenbecken aus und machen sich dann mit Fieber und dumpfen Rückenschmerzen bemerkbar.

Wie kommt es dazu? Bestimmte Bakterien, die gerne Harnwegsinfekte auslösen, verfügen über ein Enzym, das Harnstoff abbauen kann, der im Urin reichlich vorhanden ist. Dabei entsteht nicht nur ein Baustein des Struvit, sondern es werden auch Basen freigesetzt, die den Urin-pH-Wert in die Höhe treiben. Wer unter Infektsteinen leidet, hat daher klassischerweise einen sehr hohen, das heißt alkalischen Urin-pH-Wert von mehr als 7. Ein solch hoher Urin-pH-Wert begünstigt chemisch wiederum die Bildung von Struvit-, aber auch von Karbonatapatitkristallen.[110] Die Bakterien, die bei chronischen Harnwegsinfekten ihr Unwesen treiben, fühlen sich ebenfalls bei einem hohen Urin-pH-Wert besonders wohl. Es handelt sich also um einen regelrechten Teufelskreislauf, bei dem der viel zu hohe Urin-pH-Wert eine wichtige Rolle spielt: Der Urin-pH steigt durch den Infekt und die Aktivität der Bakterien deutlich an und schafft dabei ein Milieu, in dem sich wiederum nicht nur die Bakterien pudelwohl fühlen, sondern auch die Bildung von Infektsteinen optimal gefördert wird.

Was also können Sie tun? Die Therapie ist langwierig. Die operative Entfernung aller Infektsteine und eine effektive antibiotische Therapie sind die wesent-

WELCHE BAKTERIEN ZU INFEKTSTEINEN FÜHREN KÖNNEN

Das besagte Enzym, das Harnstoff verstoffwechselt und all dieses Unheil anrichtet, nennt sich Urease. Bakterien, bei denen im Namen »Proteus« oder »Klebsiella« steht, gehören zu den etwas bekannteren Bakteriengattungen, die Urease bilden können. Vielleicht haben Sie diese Namen ja schon einmal auf einem Ihrer Befunde beim Arzt gelesen.

lichen Grundbausteine. Zugrunde liegende Faktoren wie eine Harnblasenentleerungsstörung sollten bestmöglich behandelt werden, das ist aber oft sehr schwierig und manchmal schlicht nicht erfolgreich möglich. Eine wichtige vorbeugende Maßnahme besteht darin, Harnwegsinfekte konsequent zu behandeln.[111]

Wenn Sie gerade mal keine Steine haben, können Sie natürlich einen 24-Stunden-Sammelurin durchführen, um überprüfen zu lassen, ob vielleicht noch ein weiterer begünstigender Faktor wie ein erhöhter Urinkalziumgehalt vorliegt, den man beeinflussen könnte. Aber bitte nehmen Sie auf gar keinen Fall blindlings irgendwelche Zitratprodukte zu sich nach dem Motto »Viel hilft viel«. Das wäre fatal, da diese den Urin-pH-Wert noch weiter erhöhen und die Steinbildung eher noch anfeuern.

In Deutschland wird Patienten daher oft L-Methionin verschrieben.[112] Methionin ist eine Aminosäure. Hoch konzentriert in Form von Kapseln oder Tabletten kann Methionin effektiv den Urin ansäuern, das heißt den Urin-pH-Wert senken, was prinzipiell gut bei der Bekämpfung von Infektsteinen ist.[113] Leider sind keine großen, kontrollierten Studien verfügbar, die handfest beweisen könnten, dass durch Methionin nicht nur der Urin-pH langfristig verändert wird, sondern tatsächlich auch das Auftreten von Infektsteinen verhindert werden kann.[114] In anderen Ländern ist man daher etwas zurückhaltender bei der Anwendung von Methionin.

Medikamente, die zu Nierensteinen führen können

Zu guter Letzt: Auch Medikamente können das Steinrisiko erhöhen. Deswegen ist es so unglaublich wichtig, dass Sie gleich beim ersten Stein mit Ihrem Arzt besprechen, welche Medikamente Sie regelmäßig einnehmen oder bis vor Kurzem über einen längeren Zeitraum eingenommen haben. Grob kann man Medikamente diesbezüglich in zwei Untergruppen unterteilen:[115]

- Medikamente, die selbst eine kristallisierende Wirkung haben, wie Triamteren, ein Medikament zum Wasseraustreiben, Indinavir, ein HIV-Medikament, und einige Antibiotika wie Amoxicillin oder Sulfonamide
- Medikamente, die die Zusammensetzung des Urins wie den Urin-pH-Wert ungünstig beeinflussen: Die bekanntesten Beispiele sind Topiramat, das bei Epileptikern und in der Langzeit-Prophylaxe gegen Migräne Anwendung findet, und Azetazolamid, das häufig bei erhöhtem Augeninnendruck eingesetzt wird.

Wichtig! Setzen Sie nie selbst ein Medikament ab, denn es hat einen guten Grund, warum es Ihnen verschrieben wurde. In der Regel treten Probleme auch erst unter längerer Einnahme auf. Besprechen Sie mit Ihrem Arzt, ob Ihre Medikamente mit Ihrem Steinproblem zusammenhängen könnten.

Warnsignale, dass Nierensteine Symptom für eine andere Erkrankung sind

Welche Warnsignale deuten nun darauf hin, dass Nierensteine ein Symptom für eine andere Erkrankung sind? Nicht immer ergeben sich so eindeutige Befunde wie bei Frau C. Aber ich hoffe, Sie haben gesehen, dass es sich lohnt, einen Stein nicht einfach nur als schicksalshaft anzunehmen, sondern nachzuhaken, was dahinterstecken könnte. Schon nach dem zweiten Stein hätte sich Frau C. direkt bei mir vorstellen können, und sehr wahrscheinlich hätte man da schon die Laborveränderungen gesehen, die so typisch sind für ein entfesseltes Parathormon, nur weniger stark ausgeprägt.

Daher meine Bitte: Wenn Sie plötzlich wiederholt Nierensteine entwickeln, dann sprechen Sie das unbedingt bei Ihrem Arzt an. Besonders hellhörig sollten Sie auch immer bei den folgenden Begleitumständen werden:

- Sie bemerken seit Kurzem noch weitere, vielleicht auch unspezifische Symptome wie zum Beispiel Gewichtsabnahme oder -zunahme, Müdigkeit, Verdauungsprobleme oder neu aufgetretene Gelenkbeschwerden.

- Die Häufigkeit der Nierensteinepisoden nimmt zu, obwohl Sie Maßnahmen wie eine erhöhte Trinkmenge oder Ernährungsempfehlungen konsequent umsetzen.
- Sie hatten vorher noch nie Probleme mit Steinen, insbesondere nicht in der Kindheit, Jugend und jungem Erwachsenenalter, und in der Familie ist dieses Problem auch nicht bekannt.
- Sie leiden bereits an einer schwerwiegenden chronischen Erkrankung. Dies gilt insbesondere für Erkrankungen im Bereich der Gastroenterologie (Magen-Darm), Endokrinologie (Hormone), Rheumatologie und natürlich der Nephrologie beziehungsweise Urologie.

Trifft Letzteres zu, das heißt wenn Sie an einer chronischen Erkrankung leiden, dann fragen Sie am besten direkt Ihren jeweiligen Facharzt, ob Ihre Nierensteine mit Ihrer bereits bekannten Erkrankung in einem Zusammenhang stehen könnten.

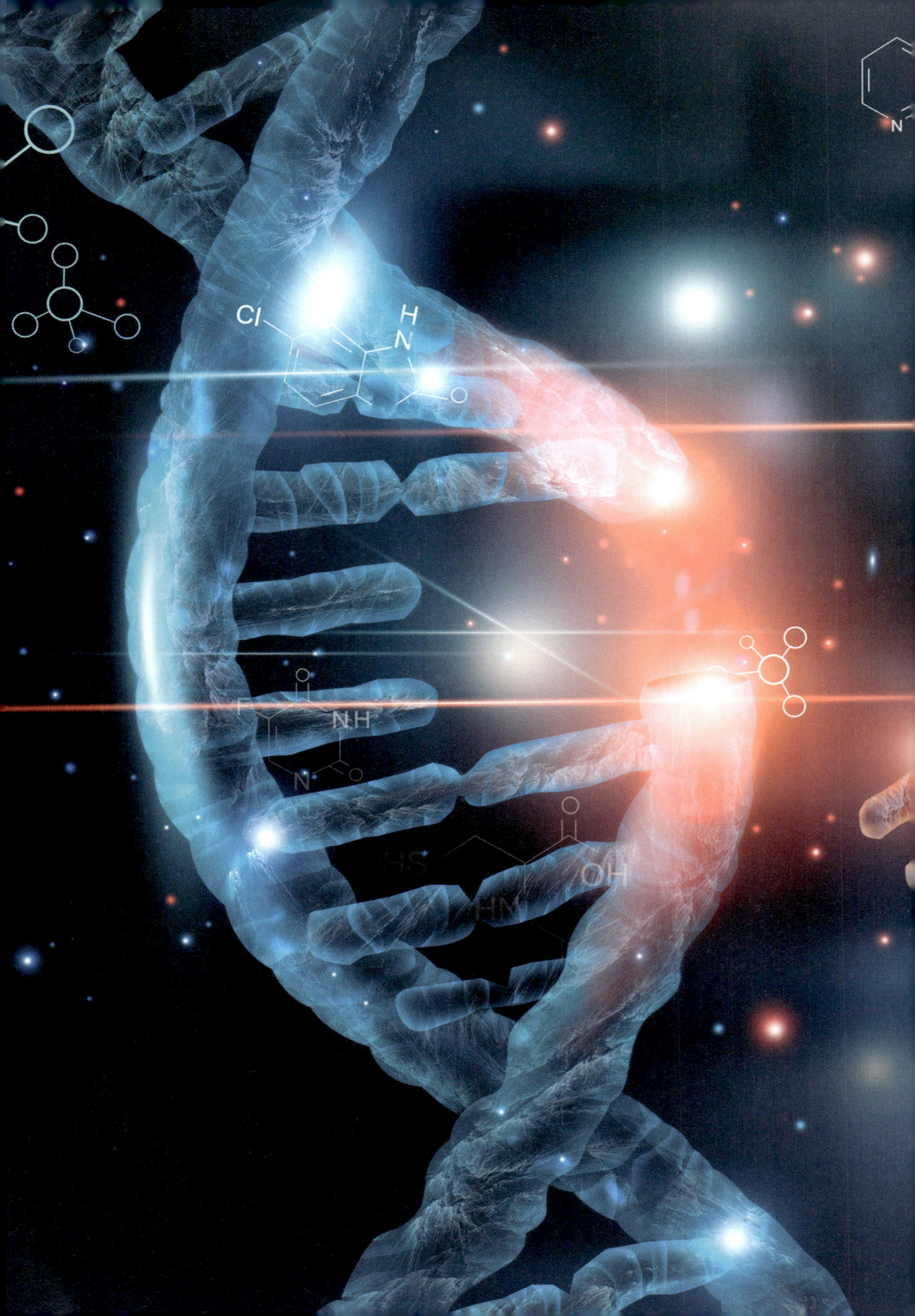
Cl
H
N
NH
N
HS
OH
HN

DER SELTENE STEIN

Schon öfters war in den vorherigen Kapiteln von seltenen Nierensteinen die Rede oder von genetischen Nierenstein-erkrankungen. Damit sind Erkrankungen gemeint, die nicht vielen verschiedenen, sondern ganz klar einem bestimmten Gen zuzuordnen sind. Was hat es mit solchen Nierensteinen auf sich? Wie verlaufen diese Erkrankungen? Gibt es Besonderheiten in der Therapie? Und vor allem: Woran merkt man überhaupt, dass man ein »Kandidat« für eine solche Erkrankung ist?

ZYSTINSTEINE – DIE HÄUFIGEN UNTER DEN SELTENEN STEINEN

Unter den seltenen Steinen sind Zystinsteine wiederum die häufigsten. Ich bin mir sicher, dass einige von Ihnen auch diese Diagnose erhalten haben. Die mit Zystinsteinen einhergehende Erkrankung nennt sich Zystinurie und ist ein perfektes Beispiel, um mit Ihnen die Besonderheiten einer genetisch bedingten Nierensteinerkrankung zu besprechen.

Frau L. stellt sich zusammen mit ihrer Mutter in der Sprechstunde vor. Sie ist erst vor Kurzem 18 Jahre alt geworden, heißt Svenja mit Vornamen und möchte lieber geduzt werden. Es ist ihr anzumerken, dass die letzten Wochen ihr sehr zugesetzt haben, sonst hätte sie sicherlich den mütterlichen Beistand nicht toleriert. Tatsächlich hat sie zuletzt mehr Zeit in der urologischen Klinik als zu Hause verbracht. Alles hatte mit Fieber und Rückenschmerzen begonnen. In der Notaufnahme hatte man zunächst eine Nierenbeckenentzündung diagnostiziert und sie hatte Antibiotika erhalten. Im weiteren Verlauf hatte sich dann herausgestellt, dass beide Nieren ausgeprägte Verkalkungen und mehrere Steine aufwiesen. Da diese als Ursprungsort der Infektion angesehen wurden, wurden sie mühsam in mehreren Operationen entfernt. Laut Arztbrief waren zwei Steine zur Steinanalyse eingeschickt worden, beide Analysen hatten denselben Befund ergeben: 100 Prozent Zystin.

»Das war so schlimm, das glauben Sie gar nicht. Die arme Svenja hat fünf Kilogramm abgenommen, einfach schon wegen der vielen Operationen. Ständig war sie entweder nüchtern oder ihr war schlecht nach der Operation. Im Herbst beginnt doch schon ihre Ausbildung! Im Arztbrief steht ›Zystinurie‹, das kennt unser Hausarzt leider gar nicht. Der junge Arzt im Krankenhaus meinte, es sei vererblich, aber weder mein Mann noch ich hatten jemals mit Nierensteinen zu tun. Und Svenjas Schwester ist zwei Jahre älter und hat auch kein Problem. Schön ist das ja alles nicht, was man im Internet so über Zystinurie liest ...« Svenja sitzt während dieser Ausführungen stumm neben ihrer Mutter und nickt.

Das sind viele Fragen auf einmal. Verständlicherweise ist der Informationsbedarf der beiden Frauen groß. Die Zystinurie ist eine sogenannte seltene Erkrankung, in unseren Breiten liegt die Erkrankungshäufigkeit bei 1 : 7000, das heißt, von 7000 Menschen ist statistisch eine Person betroffen, wobei in manchen Ländern oder Regionen die Erkrankung auch häufiger oder seltener auftreten kann.[116] Zystinsteine machen im Erwachsenenalter etwa 1 bis 2 Prozent aller Steine insgesamt aus.[117] Damit gehört die Zystinurie eher zu den häufigen unter den seltenen Nierensteinerkrankungen.

»Was bedeutet Zystinurie eigentlich? Und was ist Zystin?«

Zystinurie bedeutet schlicht: Zystin im Urin. Zystin ist eine Aminosäure, also ein Baustein für Proteine, und ist somit für den Körper sehr wertvoll. Unter anderem ist sie für das Immunsystem und für Aufbau und Bildung von Haut und Haaren sehr wichtig. Den Nierenfilter passiert das Zystin zunächst völlig frei, das heißt, dass es nicht zurückgehalten wird. Im anschließenden Kanalsystem bemüht sich die gesunde Niere hartnäckig darum, diesen kostbaren Baustein nicht auszuscheiden, und resorbiert ihn zurück, damit er nicht im Urin landet (siehe Kapitel 1, »Jetzt geht's an die Nieren«, ab Seite 9).[118]

Wenn Sie an einer Zystinurie leiden, dann hat der Transporter, der dafür verantwortlich ist, das Zystin aufzuklauben und somit vor einer Landung in der Kloschüssel zu bewahren, eine erblich bedingte, das heißt genetische Störung.[119] Die Gene, die für diese Störung verantwortlich sein können, kodieren Bauteile des besagten Transporters und heißen SLC3A1 und SLC7A9.[120] In der Folge geht das Zystin im wahrsten Sinne des Wortes mit dem Urin verloren, die Menge und somit auch die Konzentration des Zystins im Urin ist deutlich höher als bei einem Gesunden. Zystin hat nun leider auch noch die ungünstige Eigenschaft, bei eher saurem pH (Urin-pH-Wert um die 5) auszuflocken. Es bilden sich Kristalle, sogenannte Zystinkristalle, und diese wiederum vereinigen sich zu den sehr harten Zystinsteinen.[121]

Diagnose und Bedeutung des Gentests

»Das soll ja eine genetische Erkrankung sein. Es wurde aber gar kein Gentest gemacht, oder machen Sie den jetzt? Könnte es nicht doch eine ganz andere Erkrankung sein?«

Die Antwort darauf zäume ich sozusagen einmal von hinten auf. Obwohl die Zystinurie eine klassische vererbliche Erkrankung ist, ist ein Gentest bei dieser Erkrankung nicht zwingend erforderlich, um die Diagnose zu stellen.[122] Bei Svenja L. wurden zwei Nierensteine einer Laboranalyse unterzogen, bei beiden Untersuchungen fand sich zu 100 Prozent Zystin. Damit steht die Diagnose fest. Es gibt keine andere Erkrankung, die mit Zystinsteinen einhergeht. Deswegen ist es so wichtig, abgegangene Nierensteine aufzufangen, wie unter »Welche Laboruntersuchungen beim ersten Nierenstein sinnvoll sind« ab Seite 33 dargelegt. Die Diagnose kann auch über die Bestimmung der deutlich erhöhten Zystinkonzentration im Sammelurin gestellt werden oder über den Nachweis von Zystinkristallen, wenn man den Urin unter dem Mikroskop untersucht. Diese Kristalle sind sechseckig und so unverwechselbar, dass der Nachweis eines solchen Kristalls ebenfalls die Diagnose sichert. Leider sieht man die Kristalle nicht so häufig. Ist Ihre Zystinurie optimal behandelt, sollten gar keine Kristalle sichtbar sein.

ZYSTINURIE IST NICHT GLEICH ZYSTINOSE

Die meisten Menschen setzen sich nach einem Arztbesuch erst einmal an den PC oder das Smartphone und googeln, was soeben besprochen wurde. Wenn Sie »Zystin« oder »Zystinurie« eingeben, öffnen Sie nur Seiten zum Thema Zystinurie. Sollten Artikel zum Thema Zystinose aufploppen, ignorieren Sie diese bitte. Hier handelt es sich um ein völlig anderes Krankheitsbild, lassen Sie sich nicht verwirren, weil beide Bezeichnungen so ähnlich klingen.

Daher ist für die Diagnosestellung ein Gentest nicht zwingend erforderlich. Bei der Zystinurie hilft ein Gentest auch nicht dabei, abzuschätzen, wie die Erkrankung verläuft, also ob schwer oder eher leicht. Bei anderen vererblichen Erkrankungen ist das unter Umständen anders, das kann von Erkrankung zu Erkrankung sehr unterschiedlich sein.

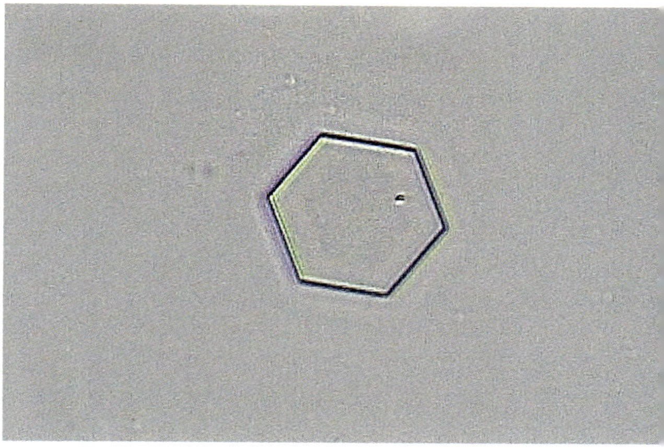

So sieht ein Zystinkristall unter dem Mikroskop aus, der Patient leidet also unter einer Zystinurie.

Wann also rate ich dazu, bei der Zystinurie einen Gentest durchzuführen? Das ist immer dann der Fall, wenn Unsicherheit bezüglich der richtigen Diagnose besteht oder wenn sich Fragen hinsichtlich Familienplanung ergeben.[123]

»Das ist okay, gerade sollten wir eher sehen, dass die Steine nicht so schnell wiederkommen. Nur so aus Neugierde: Wie sieht ein solcher Gentest denn eigentlich aus?«

Für einen Gentest ist nur eine Blutabnahme nötig, der ein ausführliches Aufklärungsgespräch vorangeht. Die Austestung im Labor nimmt in der Regel mehrere Wochen in Anspruch, man braucht also Geduld. Die Mutter meiner Patientin Svenja lässt nicht locker.

»Mein Mann und ich, wir haben beide keine Nierensteine, unsere Geschwister auch nicht. Von welcher Seite hat sie das nun geerbt?«

Von beiden Seiten. Die Zystinurie wird in der Regel rezessiv vererbt.[124] Was heißt das? Jedes Gen, auch das für den Zystintransporter, ist in doppelter Ausfertigung vorhanden. Nur wenn beide Ausfertigungen des Gens verändert sind, kommt es zum Ausbruch der Erkrankung, und das

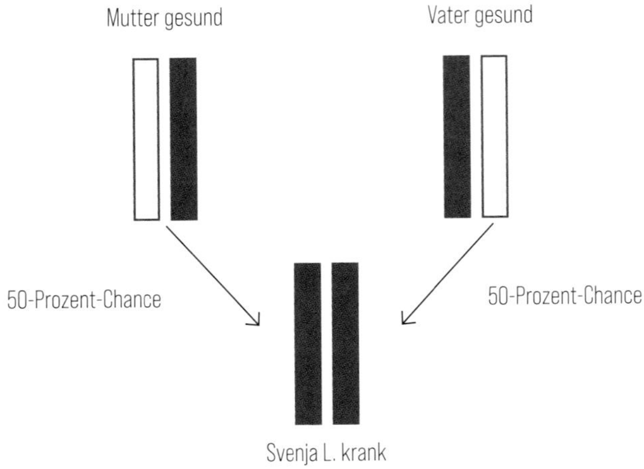

Jedes Gen ist in doppelter Ausfertigung (Allel) vorhanden. Die Eltern haben beide je nur eine krank machende Ausfertigung. Diese können sie zwar vererben, sie sind aber, im Gegensatz zu Svenja, selbst nicht erkrankt.

ist bei Svenja der Fall. Ihre Mutter und ihr Vater haben jeweils eine unveränderte (gesunde) und eine betroffene (fehlerhafte) Ausfertigung dieses Gens. Dadurch erkranken sie nicht, können es aber weitervererben. Svenja hat somit wirklich Pech gehabt und von beiden Elternteilen die jeweils betroffene Ausfertigung geerbt.[125] Es ist typisch, dass viele nähere Verwandte eines Zystinurie-Patienten keine Steinprobleme haben. Stöbern Sie ruhig etwas in der Familiengeschichte, dann werden Sie am Ende wahrscheinlich doch noch auf einen entfernten Großcousin stoßen, der ebenfalls unter hartnäckigen Nierensteinen litt.

»Noch eine Sache, die wir nicht verstehen: Svenja ist doch jetzt schon 18. Das ist doch aber eine Kinderkrankheit?«

»Ein Patient mit Zystinurie hat seinen ersten Stein tatsächlich im Durchschnitt mit 12 bis 13 Jahren«, erkläre ich. »Manchmal beginnt es aber auch schon im Kleinkindalter.[126] Ihre Vermutung ist daher nicht abwegig. Genauso gut kann die Zystinurie jedoch erst im jungen Erwachsenenalter zum ersten Mal Probleme machen, das lässt sich leider nicht genau vorhersagen.«

»Sollten wir dann Svenjas ältere Schwester ebenfalls testen lassen?«

Es ist auf alle Fälle schon mal ein sehr gutes Zeichen, dass Svenjas Schwester mit 20 Jahren keine Steine hat. Es könnte aber genauso gut sein, dass sie vielleicht auch einen Stein hat, der einfach nur noch keine Beschwerden macht.[127] Ich würde Svenjas Schwester daher auf alle Fälle mal untersuchen. Eine solche Erstuntersuchung ist, wie Sie inzwischen wissen, nicht schlimm, sie besteht aus einer Ultraschalluntersuchung und dem 24-Stunden-Sammelurin.

Allgemeine Maßnahmen – was man bei Zystinurie selbst tun kann

»Also, was kann ich gegen die Zystinsteine machen? Viel trinken, reicht das? Und für wie lange?«

Diese Frage wirft nun Svenja L. ein. Eine genetische Erkrankung wie die Zystinurie führt zu einem lebenslang erhöhten Risiko, Zystinnierensteine zu bilden. Svenja sollte daher sämtliche Maßnahmen lebenslang durchführen, wenn sie neue Steine verhindern möchte, so schwer das auch fällt. Die Trinkmenge spielt dabei eine große Rolle, die Empfehlungen sind deutlich strenger als bei anderen Nierensteinen, die häufiger sind. So soll bei Erwachsenen die tägliche Urinausscheidung mindestens 3 Liter pro Tag betragen, um die Zystinkristalle gut zu verdünnen.[128] Die Trinkmenge muss entsprechend hochgerechnet werden (siehe Kapitel 2, »Die Rolle von Lebensstil und Ernährungsgewohnheiten«, ab Seite 35), sollte im Idealfall über den ganzen Tag regelmäßig verteilt sein und liegt bei 3,5 bis 4 Litern am Tag. Ich rate in der Regel auch, direkt vor dem Schlafengehen noch ein Glas zu trinken. Und wenn Sie nachts mal auf Toilette müssen, dann nutzen Sie die wache Zeit, um erneut ein bisschen Flüssigkeit zu tanken. Sie sehen also, das mit dem Trinken ist wirklich ernst gemeint. Zwei weitere Maßnahmen helfen zusätzlich:

- Vermeiden Sie Salz! Es sollten nicht mehr als 5 Gramm Salz pro Tag mit dem Essen und Trinken zugeführt werden, das entspricht in etwa einem Teelöffel. Der Mechanismus ist nicht ganz klar, aber zu viel Natrium, das in Salz enthalten ist, triggert die Zystinausscheidung, und zu viel Zystin im Urin führt zur erleichterten Bildung von Zystinsteinen.[129]
- Heben Sie den Urin-pH-Wert an! Hier macht man sich den Effekt zunutze, den ich weiter oben beschrieben habe. Zystin kristallisiert besonders gern bei einem sauren Urin-pH-Wert, das heißt bei einem pH-Wert von 5 bis 6. Ein außergewöhnlich hoher Urin-pH-Wert, also ab einem Urin-pH-Wert von 7 bis 8, schützt daher vor Zystinsteinen. Man kann nun versuchen, sich besonders basisch zu ernähren, um einen alkalischen Urin-pH-Wert zu erreichen, das heißt vor allem Obst und Gemüse essen. Eine Ernährungsumstellung ist bereits eine gute Basismaßnahme, mit Sicherheit ist das aber nicht ausreichend, um den angestrebten Urin-pH-Wert zu erreichen. Zitrat- und Bikarbonatprodukte in Form von Brausetabletten, Tabs oder Pulver führen Basen zu und helfen dabei, den Urin-pH-Wert zu erhöhen. Welche Variante für Sie am besten ist, sprechen Sie am besten mit Ihrem Arzt ab, da diese Produkte außerdem meist Kalium, Magnesium oder Natrium enthalten. Oft ist eine hohe Dosis erforderlich, die Sie mehrfach über den Tag verteilt zu sich nehmen müssen, um den Urin-pH-Wert dauerhaft und stabil auf hohem Niveau zu halten. Ein Auf und Ab des Urin-pH-Werts muss vermieden werden! Der Erfolg einer Therapie mit Zitratprodukten lässt sich sehr einfach überprüfen. In der Apotheke können Sie pH-Teststreifen kaufen. An einem für Sie typischen Tag überprüfen Sie als Zystinurie-Patient einfach selbst beim Toilettengang, ob der Urin-pH-Wert über den Tag verteilt im angestrebten Zielbereich liegt.[130]

»Was muss ich bei der Ernährung hinsichtlich der Zystinurie beachten?«

Svenja berichtet, dass sie schon vorher auf ihre Ernährung geachtet hat. Sie ist Vegetarierin, isst höchstens hin und wieder etwas Käse. Tierische Eiweiße sind tatsächlich nicht zu unterschätzende Zystinlieferanten. Für erwachsene

Zystinurie-Patienten gibt es aber keine Empfehlung, tierische Produkte zu vermeiden, sondern lediglich den Verzehr zu reduzieren. Und gerade Kinder, die sich noch im Wachstum befinden, sollen auf gar keinen Fall eine zystinarme, das heißt eiweißarme Kost anstreben, da dies die weitere Entwicklung negativ beeinflussen könnte. Ganz pragmatisch gilt die Empfehlung: Zystin nicht komplett streichen – das ist gar nicht machbar bei einer ausgewogenen Ernährung –, sondern die besonders zystinreichen Lebensmittel nur in Maßen verzehren.[131] Mittags ein Schnitzel, früh und abends eine Wurstsemmel – das ist sicherlich keine gute Kombination. Ein Blick in Ernährungstabellen hilft dabei, Nahrungsmittel so geschickt auszuwählen, dass Sie »Zystin-Exzesse« vermeiden, ohne auf leckeres und abwechslungsreiches Essen zu verzichten. Parmesan enthält beispielsweise deutlich mehr Zystin als andere Käsesorten, Reis ist Nudeln vorzuziehen, Champignons bieten einen deutlich zystinärmeren Pilzgenuss als Steinpilze. Fischliebhaber sollten eher zu Forelle als zu Thunfisch oder Garnelen greifen. Wer Nüsse mag, sollte lieber zu Haselnüssen als zu Cashewkernen greifen.[132,133] Einen Vorschlag für Ernährungstabellen finden Sie im Anhang auf Seite 128.

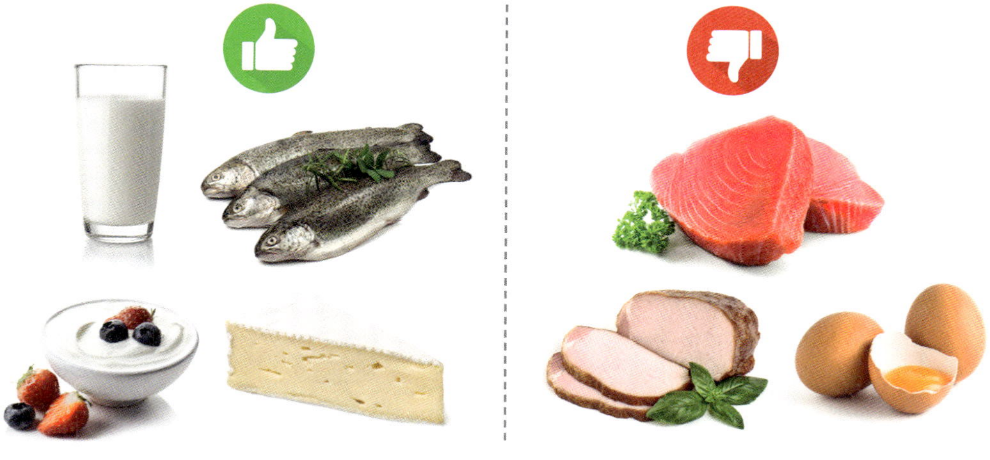

Gerade tierische Produkte sind reich an Zystin. Ein Blick in Lebensmitteltabellen könnte sich für Sie lohnen, um abzuschätzen, welche tierischen Produkte Sie nur in Maßen genießen sollten (rechts) und welche mit weniger Bedenken geschlemmt werden dürfen (links).

»Das ist kein Problem für mich. Ich esse ohnehin nur noch Tofu statt Fleisch. Das ist doch okay, oder?«

Leider ist das ein Trugschluss: Vorsicht vor Soja (Tofu) bei Zystinurie![134,135] Soja enthält sehr viel Zystin und taugt daher nicht als Fleischersatz für Zystinurie-Patienten.

Spezielle medikamentöse Maßnahmen

»Gibt es denn keine anderen spezielleren Medikamente gegen Zystinurie?«

Doch, es gibt spezielle Medikamente, die bei Zystinurie verschrieben werden. Wenn Sie trotz der oben genannten Maßnahmen immer wieder neue Zystinsteine entwickeln, könnten Sie ein Medikament ausprobieren, das die Bildung speziell von Zystinkristallen blockieren kann. Der bekannteste und am häufigsten eingesetzte dieser Arzneistoffe heißt Tiopronin.[136] Er wirkt nur bei Zystinsteinen und nicht bei anderen Steinsorten. Ob und in welcher Dosis diese Medikamente sinnvoll sind (auch angesichts möglicher Nebenwirkungen), müssen Sie mit Ihrem Arzt besprechen. Bis 2020 war es aufgrund von Lieferengpässen manchmal schwierig, in Deutschland an Tiopronin zu kommen. Mittlerweile hat die Produktionsfirma gewechselt. Sie können daher aufatmen. Aktuell, das heißt Stand 2022, ist das Medikament gut lieferbar.

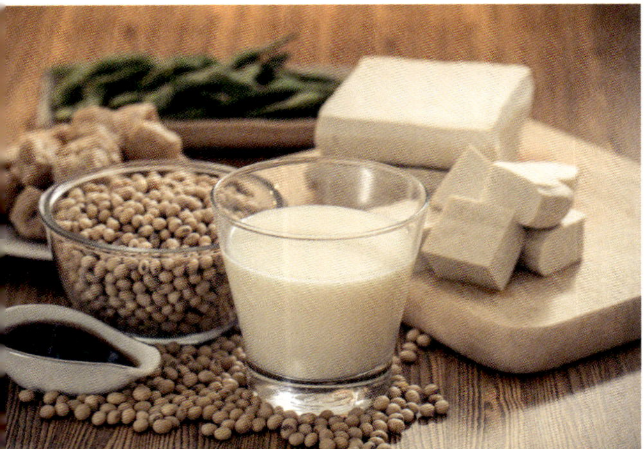

Sojaprodukte sind oft Teil einer veganen oder vegetarischen Ernährung. Bei Zystinurie sind sie aber keine gute Idee aufgrund des hohen Zystingehalts.

Langfristiger Verlauf und Perspektiven

Svenja L. kann damit erst einmal leben. Die Mutter macht sich mehr Sorgen.

»Und was bedeutet das langfristig? Gibt es Langzeitfolgen bei Zystinurie?«

Zuallererst wird Svenja lebenslang ein erhöhtes Risiko für Nierensteine haben, denn trotz der oben genannten Maßnahmen bilden sich bei vielen Betroffenen immer wieder Nierensteine. Die Maßnahmen verhindern allerdings das Wachstum und es dauert erheblich länger, bis sich neue Steine bilden. Auch eine genetische Testung liefert keine genauere Vorhersage über den individuellen Verlauf und die Prognose.[137] Wegen der lebenslangen Einschränkungen beklagen viele Zystinurie-Patienten daher eine verminderte Lebensqualität. Man kann sich das gut vorstellen. Viele müssen sich von Kindesbeinen an eine hohe Disziplin antrainieren, was die Trinkmenge und auch die zeitliche Taktung der Einnahme von Zitratprodukten anbelangt. Als Schulkind bei einem Klassenausflug oder später in der Ausbildung kann dies zu Konflikten führen, da sich die Betroffenen nicht trauen, regelmäßige Trink- und Pinkelpausen einzufordern. Zugleich ist die Erkrankung Zystinurie den meisten nicht geläufig, und Nierensteine werden – zu Unrecht – von anderen gelegentlich als Lappalie wahrgenommen.

Als Zystinurie-Patient haben Sie außerdem ein höheres Risiko, Bluthochdruck oder eine leichte Einschränkung der Nierenfunktion zu entwickeln.[138,139] Wenn Sie an einer Zystinurie leiden, sollten Sie sich daher immer auch von einem Facharzt für Nierenheilkunde (Nephrologie) mitbetreuen lassen. Aber bitte beunruhigen Sie sich nicht: Schwere Einschränkungen oder sogar ein kompletter Verlust der Nierenfunktion sind sehr, sehr selten und meist die Folge größerer operativer Eingriffe zur Steinentfernung oder zahlreicher Nierenbeckenentzündungen.[140]

»Das heißt also, dass ich lebenslang mit neuen Steinen rechnen und ständig deswegen zum Arzt muss?«

Svenja scheint niedergeschlagen ob dieser Aussichten. Ich versuche, sie zu beruhigen. »Das sind ziemlich viele Informationen auf einmal, das kann einen ganz schön erschlagen. Wir konzentrieren uns nun erst mal auf deine Therapie und darauf, wie oft wir uns sehen sollten und wie oft wir einen Ultraschall brauchen. Die vielen anderen Fragen können wir Schritt für Schritt klären. Wichtig ist aber, dass wir uns in regelmäßigen Abständen sehen, bis du gut eingestellt bist mit deiner Therapie. Dann erst können wir darüber reden, ob wir die Zeitspanne zwischen zwei Terminen etwas dehnen.« Was heißt das in Svenjas Fall konkret?

Wir vereinbaren, dass sie sich besonders auf die Trinkmenge und die salzarme Kost konzentriert. Auch vor dem Schlafengehen wird sie nun ein großes Glas Wasser trinken. Außerdem wird sie ihren täglichen Tofukonsum deutlich reduzieren. Vor allem aber beginnt sie mit der Einnahme von Kaliumzitrat, das ich ihr dreimal täglich verordne. Damit wir sehen, ob die Dosis passt, wird Svenja unter der Zitrateinnahme ihren Urin-pH-Wert regelmäßig kontrollieren. Mit diesen Maßnahmen ist schon viel getan, um das Risiko für eine rasche Neubildung von Zystinsteinen zu reduzieren. In drei Monaten vereinbaren wir den nächsten Termin, um zu überprüfen, wie erfolgreich sie waren. Bei diesem Folgetermin klären wir, ob die Kaliumzitratdosis ausreicht und ob wir die Therapie mit einem Spezialmedikament beginnen. Bis dahin lässt sie die ersten Informationen erst einmal sacken. Meistens tauchen bei einem Folgetermin auch weitere Fragen auf.

ANDERE SELTENE NIERENSTEINERKRANKUNGEN

»Unfair ist das natürlich schon, dass ausgerechnet mich das trifft. Gibt es noch andere von diesen seltsamen Nierensteinen?«

Ich gehe davon aus, dass Svenja damit seltene Nierensteine meint. Es gibt tatsächlich noch ganz andere seltene Nierensteine, zum Beispiel die sehr seltenen Xanthinsteine.[141] Auch diese sind in den meisten Fällen Folge einer vererblichen Erkrankung. Sie sehen also, eine simple Steinanalyse ist ein diagnostisches Juwel und kann in vielen Fällen langes Rätselraten abkürzen.

Es gibt darüber hinaus weitere seltene, vererbliche Nierensteinerkrankungen, die auch mit ganz unspektakulären Nierensteinen einhergehen können, zum Beispiel Kalziumoxalatsteinen. Die primäre Hyperoxalurie[142] ist eine solche genetisch bedingte, extrem seltene Erkrankung. Aufgrund eines Gendefektes wird viel zu viel Oxalat in der Leber des Patienten gebildet, dieses Oxalat wird im Urin ausgeschieden und führt hier zu zahlreichen Kalziumoxalatsteinen mit vielen Steinrezidiven. Bei diesen Erkrankungen kann sich auch schnell eine fortschreitende Nierenschwäche und sogar ein kompletter Verlust der Nierenfunktion entwickeln, oft schon im Kindesalter.

Ein paar andere genetische Nierensteinerkrankungen sind zum Beispiel die erbliche distale renal-tubuläre Azidose, Morbus Dent, das Lowe-Syndrom, die familiäre Hypomagnesiämie mit Hyperkalziurie und Nephrokalzinose.[143] Diese Aufzählung ist nicht vollständig. Vielleicht erkennen Sie sich und Ihre Diagnose aber darin wieder. All diese Erkrankungen sind in der Regel von einem schweren Verlauf mit vielen Rückfällen gekennzeichnet. Auch die Nierenfunktion ist oft beeinträchtigt.

Die ersten zwei Schritte zur Diagnosefindung sind dabei aber immer dieselben: die Steinanalyse und frühzeitig eine Blutabnahme und die Durchführung einer 24-Stunden-Urinsammlung. Bei solchen Erkrankungen finden sich in der Regel deutliche Veränderungen im Urin und teils auch im Blut, wie beispielsweise Elektrolytstörungen, was bei der Suche nach der richtigen Diagnose weiterhilft. Und eine korrekte Diagnose ist die Grundlage der bestmöglichen Therapie.

»Und wie behandelt man diese unterschiedlichen seltenen Nierensteinerkrankungen am besten?«

Es würde den Rahmen dieses Ratgebers sprengen, wenn ich auf alle denkbaren und bekannten seltenen Nierensteinerkrankungen eingehen würde. In der Behandlung und Therapie solcher Erkrankungen sind meist eine Menge Besonderheiten zu berücksichtigen, in einigen Fällen wie der Zystinurie oder der primären Hyperoxalurie gibt es auch spezielle Medikamente.

Da diese Erkrankungen so selten sind, lohnt es sich, sich in Spezialsprechstunden mitbetreuen zu lassen, wo betroffene Patienten gebündelt versorgt und beraten werden können. Meist findet man solche Spezialsprechstunden an Universitätskliniken. Fragen Sie am besten Ihren behandelnden Nephrologen oder Urologen, wo Sie sich mitbehandeln lassen könnten. Eventuell helfen Ihnen bei der Suche auch Onlineportale wie orpha.net oder erknet.org weiter. Für manche Krankheitsbilder, wie die primäre Hyperoxalurie, finden Sie auch Ansprechpartner über Selbsthilfeorganisationen (mehr dazu im Anhang auf Seite 129).

»Welche Warnsignale deuten darauf hin, dass meine Nierensteine Folge einer seltenen genetischen Erkrankung sind?«

Wenn Sie sich nun überlegen, ob auch Sie an einer solch seltenen Nierenstein-erkrankung leiden, dann prüfen Sie, ob die folgenden Warnsymptome auf Sie zutreffen:[144]

- Ihre Nierensteine treten weiter häufig auf, obwohl Sie Ihre Trinkmenge erhöht haben.
- Sie hatten Ihren ersten Nierenstein bereits in sehr jungem Alter, meist in der Kindheit und Jugend. Aber auch im jungen Erwachsenenalter oder mit 30 Jahren kann eine seltene Nierensteinerkrankung sich erstmalig bemerkbar machen.
- In Ihrer Verwandtschaft gibt es Fälle von Nierensteinen und unklaren Nierenerkrankungen.
- Ihre Nierenfunktion ist bereits beeinträchtigt und niemand weiß, warum.
- Sie leiden noch unter ein paar anderen Problemen, die bislang noch nicht geklärt sind, insbesondere Elektrolytstörungen, Seh- oder Hörproblemen.

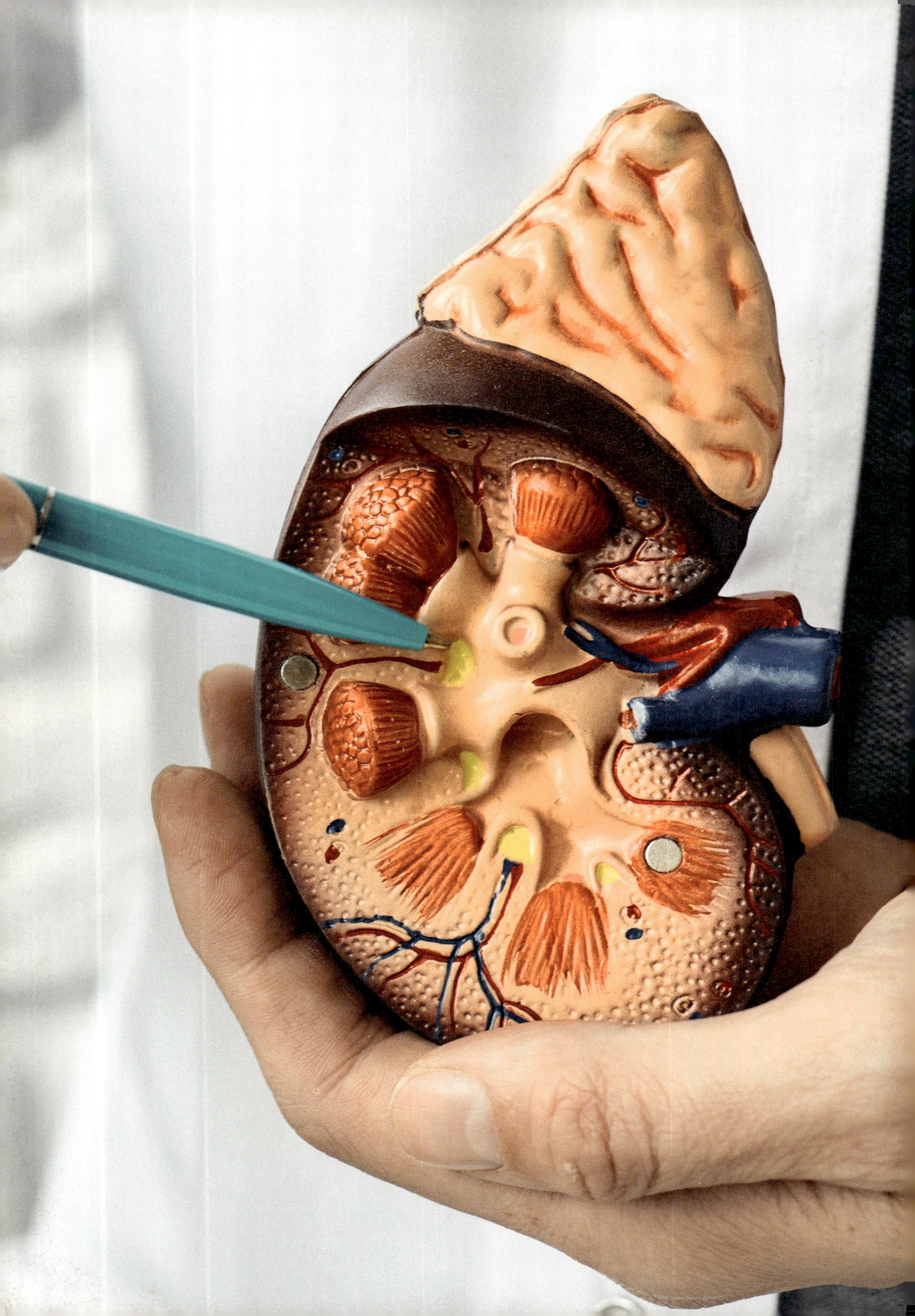

DER STEIN MUSS RAUS

Was ist zu tun, wenn alles nichts geholfen hat, der Stein Ärger macht und eine Operation ansteht? Welche Methode ist die beste? Oder kann man doch noch abwarten? Viele individuelle Faktoren spielen eine Rolle bei der Entscheidung darüber, wie man einen lästigen Stein am besten wieder loswird. Allgemeingültige Empfehlungen kann ich daher nicht geben, das Vorgehen muss immer mit dem behandelnden Arzt abgesprochen werden. Ich möchte Ihnen aber eine kurze Übersicht über mögliche Maßnahmen geben und einige Standardbegriffe erklären, damit Sie aufgeklärt in das Gespräch mit Ihrem Arzt gehen.

DIE AKUTE KOLIK – BRAUCHT ES IMMER EINE OP?

Herr G., 36 Jahre alt, hat sich eigentlich in der Sprechstunde geirrt, bei mir ist er jedenfalls falsch. Das ist zwar schon sein dritter Nierenstein, der ihn in der rechten Flanke immer mal wieder drückt, aber für Urinsammlungen und »solches Zeugs«, wie er es nennt, habe er nun wirklich keine Zeit, er habe derzeit schlicht zu viel um die Ohren. »Das Ding« solle einfach nur raus. Ich gebe ihm die Kontaktdaten eines Urologen. Daraufhin kommen Herrn G. doch noch ein paar allgemeine Fragen.

»Wenn ich nun schon einmal hier bin: Brauche ich vielleicht gar nicht zum Urologen? Könnte man den Stein, der mich quält, vielleicht nicht doch mit einem Ihrer Pulver auflösen?«

In Kapitel 3, »Der wiederkehrende Stein«, ab Seite 55 wurden ausführlich Mittel und auch Medikamente besprochen, die bei Nierensteinleiden angewendet werden. Sie verhindern die Bildung neuer Steine oder bremsen das Wachstum bereits bestehender Steine, können Letztere aber nicht einfach auflösen. Das funktioniert nur bei Steinen, die aus Harnsäure bestehen. Harnsäuresteine treten zum Beispiel häufig bei Diabetes mellitus Typ 2 auf und bilden sich im Umfeld eines ausschließlich sauren, also niedrigen Urin-pH-Werts. Wer eine »Kur« mit Zitratprodukten durchführt, die den Urin alkalisch werden lassen, also den Urin-pH-Wert erhöhen, kann tatsächlich erreichen, dass diese speziellen Harnsäuresteine sich auflösen und verschwinden.[145]

Hat Herr G. Harnsäuresteine? Die letzten beiden Konkremente sind erfreulicherweise untersucht worden, es handelte sich um 100 Prozent Kalziumoxalat. Nach Sichtung all seiner Unterlagen und Befunde gibt es keinen Anhalt dafür, dass ein Harnsäurestein vorliegt. Alles in allem spricht nichts dafür, dass Herr G. plötzlich einen Harnsäurestein entwickelt und somit Chancen darauf hat, dass ein nichtoperatives Verfahren das Problem sozusagen in Luft beziehungsweise im Urin auflösen könnte.[146]

»Na ja, dann versuche ich es bei dem Urologen. Aber bis man da wieder einen Termin kriegt … Kann sich der Stein vielleicht einfach so ablösen und den Weg nach draußen von allein finden?«

Ob die Möglichkeit besteht, dass ein Stein von allein ausgespült wird, kommt darauf an: Je kleiner der Stein ist, desto größer natürlich die Chance, dass er spontan und erfolgreich abgeht, wenn er sich auf Wanderschaft begibt. Bei einem Durchmesser von weniger als 5 Millimetern ist die Chance hierfür tatsächlich sehr groß, ab einer Größe von 10 Millimetern wird es allerdings sehr unwahrscheinlich.[147] Je weiter der Stein schon gewandert ist, also je näher er bereits zur Harnblase vorgerückt ist, desto wahrscheinlicher ist es ebenfalls, dass der Stein den Patienten auf natürlichem Wege verlässt. Wenn der Stein es bereits fast bis zur Harnblase geschafft hat, ist – mit etwas Geduld – die Chance auf einen spontanen Steinabgang also groß.

Achten Sie während des Wartens auf eine angemessene Trinkmenge von 2,5 bis 3 Litern pro Tag. Sollte sich der Stein wider Erwarten auf den letzten Zentimetern sträuben, wenn er sich bereits nahe der Harnblase befindet, kann man (muss man aber nicht) gemeinsam mit dem Arzt überlegen, mit der Einnahme eines Medikaments, nämlich eines sogenannten Alpha-Blockers, die Steinpassage zu fördern. Der gebräuchlichste Alpha-Blocker ist Tamsulosin und wirkt, indem er zu einer Entspannung der Muskulatur des Harnleiters führt.[148,149] Es ist zu beachten, dass Tamsulosin in einem solchen Fall, also bei Steinkoliken, nur off-label verordnet wird.[150]

WAS ES BEDEUTET, EIN MEDIKAMENT »OFF-LABEL« EINZUNEHMEN

»Off-label« heißt, dass das Medikament rein formal nicht für dieses spezielle Krankheitsbild zugelassen ist, zumindest nicht in Deutschland, obwohl die Wirksamkeit belegt ist. Da geht es dann vor allem um Haftungsfragen. Wichtig ist es daher, vorab mit Ihrem Arzt, der das Medikament verschreibt, ausführlich Nebenwirkungen zu besprechen. Unter Tamsulosin können zum Beispiel Blutdruckabfälle auftreten. Viele kennen Tamsulosin in einem anderen Zusammenhang, es findet bei Prostatavergrößerung Anwendung.

»Was mache ich, wenn die Kolik beginnt?«

Das Wichtigste vorneweg: Bei akuten Rücken- oder Flankenschmerzen ist eine Vorstellung beim Arzt in der Regel unvermeidlich, vor allem um zu klären, ob es sich wirklich um eine Kolik handelt oder womöglich um etwas ganz anderes. Hinter Flanken-, Rücken- oder Bauchschmerzen können sich auch ein Bandscheibenvorfall, eine Entzündung von Gallenblase, Darm, Eierstock oder noch eine ganz andere Ursache verbergen.[151]

Mit dem Arzt sprechen Sie auch das weitere Vorgehen ab, also ob Sie erst einmal abwarten können oder ob ein Eingriff erforderlich ist. Letzteres ist zum Beispiel der Fall, wenn der Stein zu groß ist, um spontan abgehen zu können, wenn die Schmerzen unaushaltbar sind, wenn ein begleitender schwerer Infekt im Bereich der Niere und der ableitenden Harnwege oder ein sogenannter Harnstau oder ein akutes Nierenversagen vorliegen.[152] Das muss untersucht und geprüft werden. Gibt es keinen eindeutigen Grund, sofort zu operieren, können Sie durchaus bis zu vier bis sechs Wochen[153] abwarten, ob der Stein von selbst den Weg in die Freiheit findet.

Während Sie auf den Abgang des Steins warten, werden Kontrollen beim Arzt alle ein bis zwei Wochen empfohlen, um sicherzustellen, dass es nicht zu einer Komplikation kommt.[154] Ärgern Sie sich nicht über den Zeitaufwand, sondern nehmen Sie vereinbarte Kontrolltermine wahr. Parallel ist in der Regel die Einnahme von Schmerzmitteln nötig. Sogenannte nichtsteroidale Antiphlogistika wie Ibuprofen der Diclofenac wirken bei einer Nierenkolik gut und sind rezeptfrei in jeder Apotheke zu erhalten.[155] Sie sollten aber nicht eingenommen werden, wenn bereits eine Einschränkung der Nierenfunktion besteht. Metamizol wäre dann eine gute Alternative. Die Dosierung der Schmerzmedikamente sollten Sie mit Ihrem Arzt absprechen.

An wen Sie sich zuerst wenden, wenn die Kolik losgeht, an Ihren Urologen in der Praxis oder gleich an die nächste Notaufnahme, hängt von der Uhrzeit und der Schwere der Schmerzen ab, ob es also nur etwas unangenehm zieht oder ob die Schmerzen so schlimm sind, dass Sie nachts um zwei Uhr eine Infusion mit Schmerzmitteln brauchen. Sicherlich spielt dabei auch eine Rolle, ob die Schmerzen Sie unvorbereitet aus heiterem Himmel treffen, da dies Ihr erster Nierenstein ist, oder ob ein Nierensteinleiden bei Ihnen bereits bekannt ist und Sie somit ein »alter Hase« auf diesem Gebiet sind.

Und bitte nicht vergessen: Wenn der Stein endlich erfolgreich abgeht, versuchen Sie bitte, ihn aufzufangen – zum Beweis, dass die Aktion erfolgreich war, und natürlich auch, um im Anschluss eine Steinanalyse durchführen zu lassen. Wie in den vorherigen Kapiteln ausführlich dargelegt, ist die Steinanalyse eine elementare Maßnahme, um im weiteren Verlauf zu klären, warum es bei Ihnen zu einem Nierenstein gekommen ist und wie weitere Steine verhindert werden können.

»Hm, ein Kollege von mir hat auch einen Stein, schon seit Jahren, und er kommt gut damit zurecht. Kann das sein?«

Ja, das kann sein. Ob ein Stein operativ entfernt werden sollte, hängt von vielen Faktoren ab: Wie groß ist er? Wo genau in der Niere sitzt er? Gibt es anatomische Besonderheiten wie eine Hufeisenniere (siehe Kapitel 1 auf Seite 13)? Wie hoch ist das individuelle operative Risiko für den Patienten, das heißt, gibt es Vorerkrankungen oder wurden bereits andere Operationen in diesem Bereich durchgeführt? Sind die Schmerzen schlimm oder handelt es sich um einen sogenannten asymptomatischen Stein, den man rein durch

Zufall gefunden hat? Bereitet der Stein akute weiter reichende Probleme, zum Beispiel in Form eines Infektes, eines Aufstaus in der Niere oder einer Beeinträchtigung der Nierenfunktion? In solch einem Fall ist ein Eingriff in der Regel unumgänglich. Steine, die keine Symptome machen und per Zufall entdeckt werden sowie kein Kriterium erfüllen, das eine OP zwingend erforderlich macht, zum Beispiel im Falle eines akuten Harnverhalts, können auch belassen werden, sollten aber im Auge behalten werden. Es empfiehlt sich dann ein jährlich wiederkehrender Kontrolltermin.[156]

Wie Sie sehen, gibt es auf diese Fragen keine einfache Antwort, die für jeden Gültigkeit besitzt. Wichtig ist daher, dass Sie das Vorgehen mit Ihrem behandelnden Arzt absprechen (in der Regel ist das der Urologe), wenn es um die Frage »Operation ja oder nein« geht.

DIE OPERATIVE STEINENTFERNUNG – EIN ÜBERBLICK

»Mein letzter Stein wurde von außen zertrümmert. Gibt es noch andere Möglichkeiten?«

Diese Frage sollte gemeinsam mit dem Operateur besprochen werden. Erneut spielen hier Steingröße und die genaue Lage des Steins, sogar die Steinart und sonstige Begleitumstände wie welche Medikamente eingenommen werden und/oder Vorerkrankungen eine Rolle. An dieser Stelle möchte ich drei Verfahren vorstellen:[157]

- Stoßwellenlithotripsie
- Ureterorenoskopie
- Perkutane Nephrolithotomie

Stoßwellenlithotripsie

Dieses Verfahren ist oft unter der Abkürzung ESWL für »extrakorporale Stoßwellenlithotripsie« zu finden.[158] *Extrakorporal* heißt »außerhalb des Körpers«. Es ist also keine Operation im eigentlichen Sinne. Energiereiche Stoßwellen werden von außen auf den Stein fokussiert und der Stein wird auf diese Weise zertrümmert. Die Splitter, die dabei entstehen, gehen über den Urin ab. Die Komplikationsrate ist niedrig. Dieses Vorgehen ist jedoch nur bei kleineren Steinen mit einem Durchmesser von weniger als 20 Millimetern wirksam.

Man weiß, dass manche Steinsorten, zum Beispiel Zystinsteine, aufgrund ihrer Zusammensetzung nicht optimal auf eine Stoßwellentherapie ansprechen. Bei Schwangeren verzichtet man sicherheitshalber auf diese Therapieform, um dem Ungeborenen nicht zu schaden. Auch Übergewicht kann sich negativ auswirken, da eine lange Gewebestrecke zwischen Haut und Stein die Energie der Stoßwellen und somit deren Kraft abschwächen kann.[159]

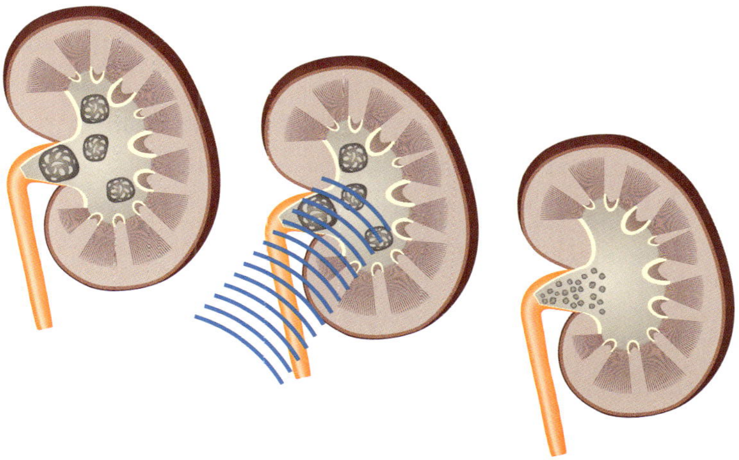

Steine, die zu groß sind, um spontan den Harnleiter zu passieren (links), können durch Stoßwellen von außen zertrümmert werden (Mitte). So entstehen Steinsplitter, die klein genug sind, um mit dem Urin abgehen zu können (rechts).

Man sollte allerdings eine Stoßwellenlithotripsie nicht auf die leichte Schulter nehmen und sich unbekümmert immer wieder Steine »wegschießen lassen« – so hat das mal einer meiner Patienten formuliert. Vielmehr sollte man sich intensiv um eine weitere Abklärung und Metaphylaxe – die Vorbeugung weiterer Steine – bemühen.

Eine medizinische Hypothese besagt, dass nicht nur Steine, sondern auch Nephrone, die kleinsten funktionellen Einheiten der Niere, bei wiederholter Anwendung dieser Methode Schaden nehmen könnten. Es konnte gezeigt werden, dass die Stoßwellenlithotripsie der Niere daher das Risiko erhöht, Bluthochdruck zu entwickeln.[160] Weiterhin wird diskutiert, ob langfristig die wiederholte Anwendung der Stoßwellenlithotripsie sogar das Steinrisiko erhöht, und zwar speziell das von Kalziumphosphatsteinen. Aber dies ist noch nicht abschließend geklärt.[161]

Ureterorenoskopie

Bei einer Ureterorenoskopie[162] wird ein Endoskop, eine Art Schlauch mit einer Kamera am Ende, über die Harnblase in die Harnleiter bis zum Nierenbecken vorgeschoben. Die Steine werden sozusagen live eingesehen. Sie werden dann mit einem Laser zerkleinert und direkt mit einem Körbchen aufgefangen. Die Erfolgsrate ist groß, denn der Operateur arbeitet direkt an den Steinen. Diese Methode ist besonders gut für Steine im Harnleiter geeignet. Allerdings sollten auch hier die Konkremente eine Größe von circa 20 Millimetern nicht überschreiten.

Hinterher wird für wenige Wochen oft eine Schiene in den Harnleiter gelegt, um diesen offen zu halten, da es nach einer OP zu Schwellungen im Bereich des Harnleiters kommen kann. Die Schiene bietet auch eine ideale sogenannte Leitrutsche, auf der etwaige verbliebene Splitter den Weg Richtung Ausgang finden können.

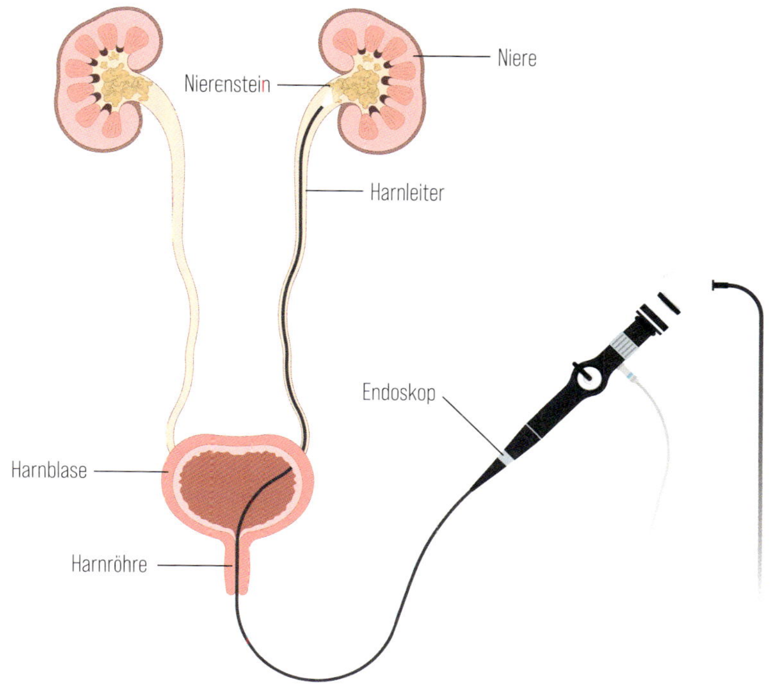

Ein Endoskop wird über Harnblase und Harnleiter bis zur Niere vorgeschoben. Über eine Kamera blickt man direkt auf den Stein, der zerkleinert und aufgefangen werden kann. Die dafür nötigen Instrumente werden ebenfalls über das Endoskop eingebracht.

Perkutane Nephrolithotomie

Diese Methode kommt bei größeren Steinen von mehr als 20 Millimetern Durchmesser zum Einsatz.[163] Man kann sich den komplizierten Namen folgendermaßen herleiten: *Per-kutan* bedeutet »durch die Haut durch«, das heißt von außen. Nephrolithotomie bedeutet übersetzt »Nierensteinschnitt«. Oft wird dieser Eingriff von Ärzten als PCNL abgekürzt. Das Endoskop zum Bergen der Steine wird nicht über den Harnleiter zugeführt, sondern über einen kleinen Hautschnitt, der direkt über der Niere angesetzt wird. Während dieses Vorgangs verschafft sich der Operateur mit dem sogenannten Nephroskop, einem Spezialwerkzeug aus dem OP, von außen Zugang zum Nierenbecken und zu den Steinen. Dabei passiert das Gerät die Haut, das darunter liegende

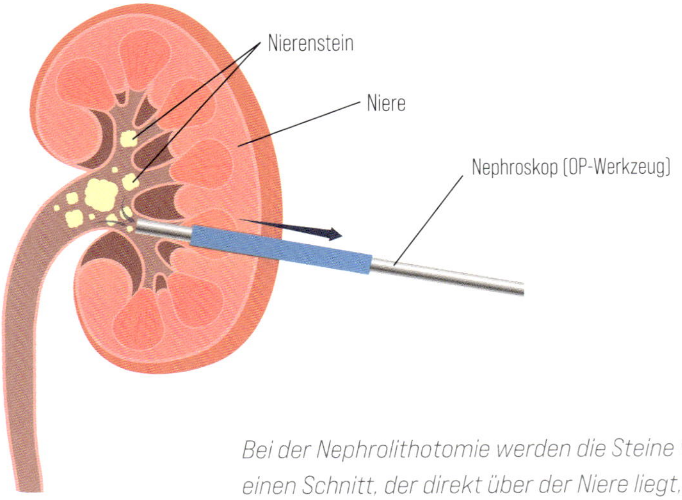

Bei der Nephrolithotomie werden die Steine von außen über einen Schnitt, der direkt über der Niere liegt, geborgen.

Gewebe sowie auch das Nierengewebe selbst. Der Eingriff ist insgesamt also etwas traumatischer als die Ureterorenoskopie, bei der das Operationswerkzeug entlang bereits vorhandener Hohlräume und »Straßen« vorgeschoben wird, ohne dass in Gewebe geschnitten werden muss.

Auch bei anatomisch schwierigen Verhältnissen, zum Beispiel bei Hufeisennieren (siehe Kapitel 1, »Grundlagen zu Anatomie und Aufbau der Niere«, auf Seite 13) oder wenn unterhalb der Niere der Abfluss gestört ist, ist ein solcher Zugang zum Stein von außen die Methode der Wahl, um Nierensteine erfolgreich abzutransportieren, und oft die einzig sinnvolle Option. Manchmal kommen die verschiedenen Eingriffsmöglichkeiten auch in Kombination zum Einsatz. Große, offene Operationen finden hingegen nur noch selten Anwendung und sind besonders komplexen Situationen mit vielen Steinen vorbehalten.[164]

Herr G. hat nun erst mal keine weiteren Fragen. »Na ja, ich kläre das dann mit dem Urologen. Das Ding drückt immer, ich glaube, neulich ging sogar ein kleiner Splitter ab. Das nervt.«

Ich erinnere daran, dass spätestens zwölf Wochen nach einem Eingriff sowieso noch mal eine Kontrolle sinnvoll wäre,[165] und schlage vor, dass er sich bis dahin überlegt, ob wir nicht doch einmal schauen sollten, was hinter seinen Nierensteinen steckt.

»Ich werd's mir überlegen. Das stimmt schon: Ohne Steine lebt es sich leichter!«

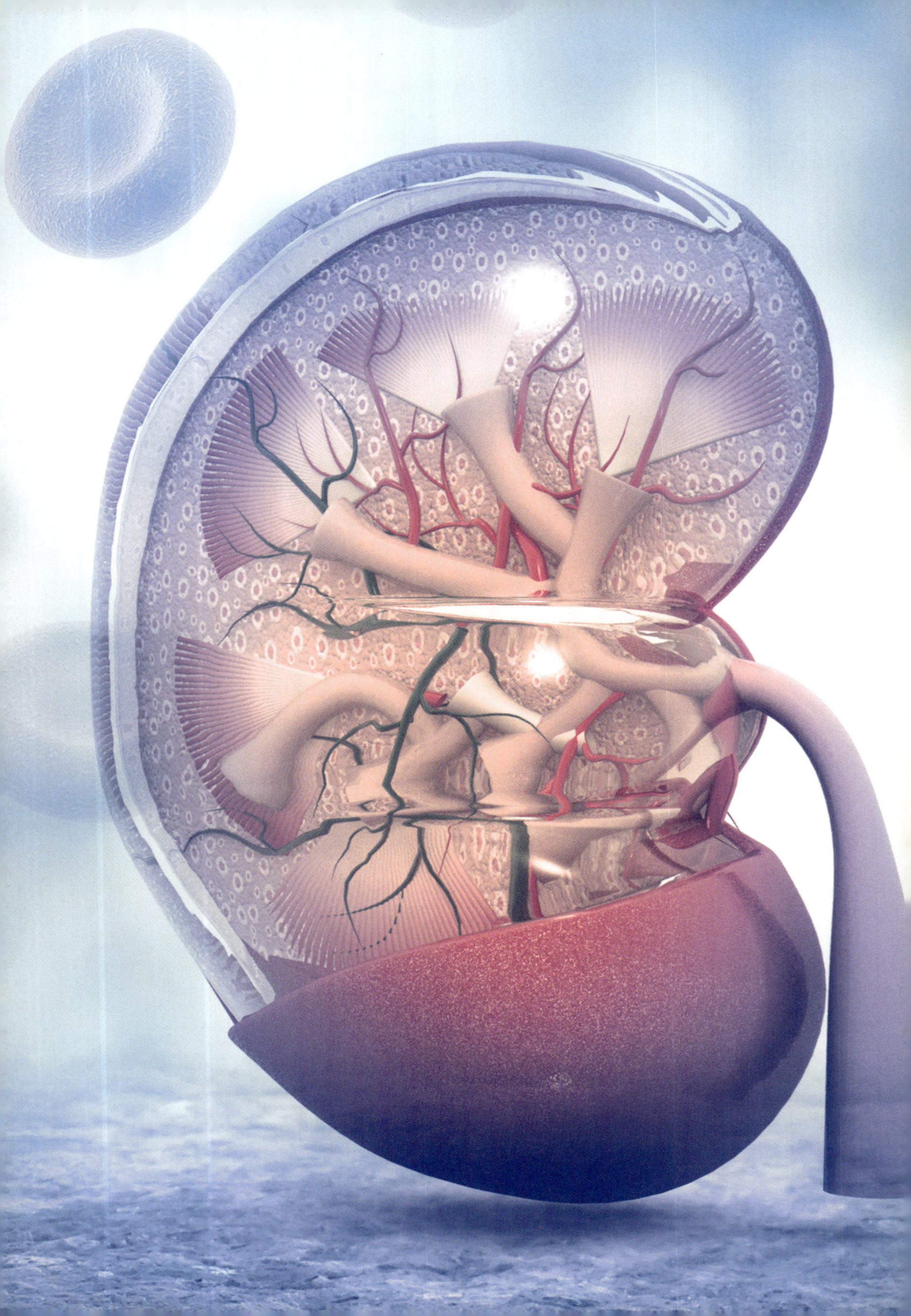

ANHANG

AUF EINEN BLICK: DIE 15 HÄUFIGSTEN FRAGEN ZUM THEMA NIERENSTEINE

Akute Kolik

Gehen Steine auch manchmal ohne Operation ab? Das ist prinzipiell möglich. Je kleiner der Stein ist, desto größer ist die Wahrscheinlichkeit, dass er spontan abgeht. Bei einem Durchmesser von weniger als 5 Millimetern ist die Wahrscheinlichkeit groß, ab einem Durchmesser von mehr als 10 Millimetern ist ein Spontanabgang eher unwahrscheinlich.

Welche Schmerzmedikamente kann man in der Kolik einnehmen? Akut helfen Ibuprofen und Diclofenac (rezeptfrei). Bei eingeschränkter Nierenfunktion hilft der Wirkstoff Metamizol. Sprechen Sie die Medikation und die für Sie optimale Dosierung bitte immer mit Ihrem Arzt ab.

Wie weist man einen Nierenstein nach? Zunächst wird eine Ultraschalluntersuchung der Nieren durchgeführt. Hilft diese Untersuchung nicht weiter, dann kann eine Computertomographie (CT) folgen.

Ernährung und Lebensstil

Wie viel soll man als Nierensteinpatient am besten trinken? Man sollte so viel trinken, dass man 2 bis 2,5 Liter Urin pro Tag ausscheidet. In der Regel bedeutet das eine Trinkmenge von 2,5 bis 3 Litern pro Tag.

Welche Getränke soll ich trinken? Am besten Mineralwasser und ungesüßte Kräutertees. Verboten sind Softgetränke und gesüßte Getränke. Frisch gepresster Orangensaft soll sich günstig auf Nierensteine auswirken.

Was soll ich essen und was besser nicht? Als günstig erwiesen hat sich eine Ernährung unter Berücksichtigung folgender Hinweise:

- Viel frisches Obst und Gemüse
- Wenig Salz
- Fleisch und Wurstprodukte eher selten
- Regelmäßig Milchprodukte
- Nur geringe Mengen Spinat, Mangold, Rhabarber, Rote Bete

Kann man eine bestimmte Ernährungsform empfehlen? Eine mediterrane Ernährung oder die DASH-Diät (*Dietary Approach to Stop Hypertension*, zu Deutsch »Diätetischer Ansatz zum Stopp von Hochdruck«) soll auch vor Nierensteinen schützen. Empfehlenswert ist auch eine überwiegend vegetarische Ernährung inklusive fettarmer Milchprodukte.

Was ist mit Salz? Essen Sie salzarm. Konkret heißt das: kein Nachsalzen, Fertiggerichte vermeiden, auf versteckte Salze achten, zum Beispiel in Gewürzsoßen, Knabberprodukten et cetera.

Wie viel Kalzium (Milchprodukte) darf ich bei kalziumhaltigen Nierensteinen zu mir nehmen? Der Kalziumgehalt der Ernährung sollte den üblichen Empfehlungen für die Allgemeinbevölkerung folgen, das heißt 1000 bis 1200 Milligramm Kalzium pro Tag.

Kann eine Vitamin-D-Einnahme zu Nierensteinen führen? Eine moderate Einnahme in den empfohlenen Dosierungen (500 bis 1000 IE pro Tag) ist nicht mit einem erhöhten Steinrisiko assoziiert. Aber seien Sie vorsichtig mit eigenmächtigen Überdosierungen oder »Hochdosis-Kuren«, diese können tatsächlich ursächlich zu Nierensteinen führen.

Diagnostik und Medikamente

Wann sollten Nierensteine durch weitere Untersuchungen abgeklärt werden?

- Bei Kindern schon ab dem ersten Stein
- Bei Erwachsenen ab dem zweiten Stein, insbesondere wenn zuvor die Trinkmenge adäquat erhöht wurde; eine weitere Untersuchung ist bereits ab dem ersten Stein sinnvoll, wenn der Verdacht auf eine seltene oder erbliche Nierenerkrankung vorliegt, eine atypische Steinart festgestellt wurde, oder bei sonstigen individuellen Besonderheiten wie bei Personen mit nur einer einzigen Niere

Welche Untersuchungen werden durchgeführt? Standard sind eine Steinanalyse und die Testung des Urins mit Urinteststreifen. Bei wiederkehrenden Steinepisoden sind auch eine Blutuntersuchung und mindestens zwei 24-Stunden-Urinsammlungen angeraten.

Welche Medikamente gibt es gegen Nierensteine? Die am häufigsten eingesetzten Medikamente sind Thiazide, die die Kalziumausscheidung über die Niere bremsen, und Zitrate, die den Urin-pH-Wert erhöhen sowie die Konzentration des schützenden Zitrats erhöhen. Es gibt weitere Medikamente wie beispielsweise Allopurinol, Tiopronin, Methionin und andere, die nur in besonderen Fällen zum Einsatz kommen.

Besondere Situationen

Wann sollte man daran denken, dass sich eine andere Erkrankung hinter einem Nierensteinleiden verbirgt?

- Es liegen bereits andere ernsthafte chronische Erkrankungen vor.
- Es bestehen noch weitere, gegebenenfalls unspezifische Symptome wie zum Beispiel Gewichtsabnahme oder -zunahme, Müdigkeit, Verdauungsprobleme oder neu aufgetretene Gelenkbeschwerden.
- Die Steine kommen immer häufiger, obwohl die Trinkmenge deutlich erhöht wurde.

Wann sollte man daran denken, dass sich eine seltene erbliche Erkrankung hinter einem Nierensteinleiden verbirgt?

- Es treten zahlreiche Steine trotz Erhöhung der Trinkmenge auf.
- Die ersten Steine traten bereits in der Kindheit, Jugend oder im jungen Erwachsenenalter auf.
- Weitere Familienmitglieder leiden ebenfalls unter Nierensteinen.
- Es liegt eine Nierenfunktionseinschränkung vor.
- Es gibt andere bislang ungeklärte gesundheitliche Probleme, insbesondere Störungen des Elektrolythaushaltes, Seh- oder Hörprobleme.

WEITERFÜHRENDE LITERATUR, LINKS UND INFORMATIONEN

Zur Funktionsweise der Niere

Kugler, P.: *Der menschliche Körper. Anatomie, Physiologie, Pathologie.* München: Urban & Fischer/Elsevier, 2021

Kühlmann, I.: *Urin – Eine Entdeckungsreise durch Niere, Blase und Co.* Berlin: Springer Verlag, 2020

Zum Thema Ernährung

Allgemeines Nachschlagewerk: Souci, S. W.; Fachmann, W.; Kraut, H.: *Die Zusammensetzung der Lebensmittel, Nährwert-Tabellen.* Stuttgart: Medpharm Scientific Publishers, 2016

Ernährungstabelle für Kalzium: Osteoporose Selbsthilfegruppen Dachverband: »Wie wichtig ist Calcium für den Körper? Calcium, Knochen und Osteoporose«. Unter: www.osd-ev.org/osteoporose-therapie/osteoporose-ernaehrung/calcium

Ernährungstabelle für Oxalat: »Oxalate (oxalic acid) content of 750+ foods, with numbers from university and government sources«. Unter: oxalate.org

Ernährungstabelle für Zystin: Eucell: »Cystein – Lebensmittel«. Unter: www.eucell.de/ernaehrung/ernaehrungslexikon/aminosaeuren/semi-essentielle-aminosaeuren/cystein/lebensmittel.html

Zum Thema DASH-Diät: eatsmarter.de

Smollich, Prof. Dr. rer. nat. M.: *Das große Praxisbuch Ernährungsmedizin. Fundierte Ernährungsberatung, die besten Therapien, genussvolle Rezepte.* München: Gräfe und Unzer, 2022

Wüchner, G.: *Mediterrane Küche – Genuss und Chance für Ihr Herz.* Deutsche Herzstiftung, 2017

Patientenorganisationen und Sebsthilfegruppen

diabetesde.org: Die Deutsche Diabetes-Hilfe hat eine sehr umfangreiche Website mit Informationen zu Lebensstil, Therapie und Begleiterkrankungen bei Diabetes mellitus. Zudem steht zahlreiches Material wie Flyer, Broschüren oder Nährwerttabellen zum Download bereit.

ohf.org: Auf der englischsprachigen Website der Oxalosis & Hyperoxaluria Foundation finden Sie umfassende Informationen zur Hyperoxalurie und zahlreiche Tipps zum Umgang mit dieser Erkrankung

osd-ev.org: Auf der Homepage des Dachverbands der Osteoporose-Selbsthilfegruppen finden Sie Informationen rund um die Themen Knochengesundheit und Osteoporose. Unter anderem sind dort auch Tipps zur Kalzium-gerechten Ernährung inklusive entsprechender Lebensmitteltabellen hinterlegt.

orpha.net und erknet.org: Orphanet ist ein Portal für seltene Krankheiten und deren Behandlung. Wenn Sie an einer seltenen genetischen Steinerkrankung leiden, werden Sie dort fündig. Erknet konzentriert sich auf seltene Nierenerkrankungen. Auch hier finden Sie hilfreiche Informationen, insbesondere Kontaktdaten zu Selbsthilfegruppen oder Ansprechpartnern.

ph-selbsthilfe.de: Der Verein PH Selbsthilfe e.V. bietet Unterstützung zu Fragen zur primären Hyperoxalurie. Hier finden Sie unter anderem eine Plattform zum Erfahrungsaustausch, aktuelle wissenschaftliche Forschungsdaten sowie Informationen zu Therapiemöglichkeiten.

STICHWORTVERZEICHNIS

24-Stunden-Urin *s. Sammelurin*

A

Antibiotika 92, 96
Antriebslosigkeit 81
Appetitlosigkeit 81
Arzt
- Hausarzt 20, 36, 52
- Internist 36
- Nephrologe 21f., 36, 108
- Nierenarzt 34
- Urologe 21f., 27, 33, 34, 36, 108, 112f., 115f.

Autoimmunerkrankung 86
Azetazolamid 92
Azidose, distale renal-tubuläre 107

B

Bakterien 89f.
Bauchschmerzen 29, 114
Blutabnahme 60, 81, 99, 107
Blutgasanalyse 60

C

Calciol 19f.
Cholecalciferol 19f.
Computertomographie (CT-Bild) 17, 77, 124
Cortisol 12, 85
Cushing-Syndrom 85

D

Darm 19f., 41, 48f., 82f., 86f., 114
Darmerkrankung 89
Darmflora 33
Darmoperation 31, 87
DASH-Ernährungsweise 43, 125, 128
Diabetes 32, 52, 67, 112
Diagnostik 59ff., 66, 83f., 126
Doppelniere 11

E

Elektrolyte 15f., 60, 66, 72
Elektrolytstörung 108f.
Erkrankungen, chronische 32, 71, 87, 89, 93, 126
Erkrankungen, genetische 32, 98, 101, 107f., 129
Erkrankungen, rheumatologische 31f.
Erkrankungen, vererbliche *s. Erkrankungen, genetische*
Ernährung 29, 31f., 35f., 44ff., 66, 70, 74, 93, 101ff., 124f.
Ernährung, vegane 42, 104

F

Flankenschmerzen 26, 114
Fleisch 35, 38, 69, 104, 125

G

Gelenkbeschwerden 92, 126
Gemüse 35, 38, 40, 42, 69, 71, 73, 102, 125
Gentest 67, 98f., 105
Gewichtsabnahme 83, 86, 92, 126
Gewichtszunahme 92, 126

H

Harnsäure 10, 30f., 33f., 44, 60f., 112
Harnsäuresteine 112

Harnstoff 10, 15, 60, 90
Harnwegsinfekt 89ff.
Heilmittel, alternative 51f.
Herzerkrankung 37
Herz-Kreislauf-Erkrankungen 32, 48
Homöopathika 51
Hörprobleme 109, 127
Hufeisenniere 13, 115, 120
Hyperkalziurie, idiopathische 50, 65, 66ff., 83, 107
Hyperoxalurie, primäre 41, 87, 89, 107f., 129
Hyperoxalurie, sekundäre 41, 87
Hypomagnesiämie 107

I

Indinavir 92
Infekte, bakterielle 89
Infekte, chronische 33, 89f.
Infektsteine 18, 27, 91
Infizierte Harnstauungsniere 29

K

Kalium 15, 45, 60f., 72, 74f., 102
Kaliumzitrat 74, 106
Kalzium 15, 20, 30ff., 35, 39ff., 60f., 63ff., 70ff., 80ff., 125f.
Kalziumoxalat 33f., 44, 64, 80, 112
Kalziumkarbonatsteine 75
Kalziumoxalatsteine 31, 33, 40, 86f., 107
Kalziumphosphatsteine 30, 118
Kalziumtabletten 46f., 89
Karbonatapatitsteine 33, 90
Krebserkrankungen 48
Kolik 17f., 26f., 29, 38, 50, 59, 68, 75, 114f.
Kolik, akute 112ff., 124
Konkrement 17f., 112, 118
Kräutertee 37, 124
Kreatinin 10, 60
Kurzdarmsyndrom 84

L

Laboruntersuchungen 33f., 44, 59f., 64, 98f.
Lebensstil 35ff., 58, 124
Lupus erythematodes 86

M

Magen-Darm-Beschwerden 37, 83, 93
Magen-Darm-Trakt 40, 86
Magenverkleinerung 86
Magnesium 15, 30, 60f., 75, 102
Magnesiumtabletten 89
Magnesiumzitrat 74ff.
Medikamente 7, 21, 31, 32, 43ff., 61f., 64, 71ff., 84, 91f., 104, 106, 108, 113, 124, 126
Methionin 91, 126
Mineralwasser 37, 124
Morbus Crohn 87
Müdigkeit 92, 126
Multivitamintabletten 45f.

N

Nachsorge 52f.
Nahrungsergänzungsmittel 19, 43ff., 62, 76
Natrium 15, 39, 44, 60f., 65, 68f., 71f., 74f., 102

Nebennieren 11f.
Nephrokalzinose *s. Nierenverkalkung*
Nephrolithiasis 18
Nephrolithotomie, perkutane 116, 119f.
Nephron 14, 118
Nieren
- Anatomie 11ff.
- Anomalien 11, 13
- Aufbau 11ff.
- Aufgaben 10
Nierenbecken 12f., 15, 17, 26, 28, 90, 118f.
Nierenbeckenausgussstein 17, 26
Nierenbeckenentzündung 18, 105
Nierenfunktion 18, 21, 67f., 105, 107, 109, 115f., 124, 127
Nieren(stein)kolik 20, 26f., 59, 62, 115
Nierensteine
- Entstehung 16, 29ff., 34
- Epidemiologie 24ff.
- Risikofaktoren 18, 24ff., 62f., 85
Nierensteine, asymptomatische 26, 28, 115f.
Nierensteine, wiederkehrende 28, 56ff., 84, 126
Nierensteinerkrankung, rezidivierende *s. Nierensteine, wiederkehrende*
Nierensteinerkrankungen, seltene 16, 18, 76, 95ff., 126f.
Nierensteinoperation 34, 52f., 77, 80, 116ff.
Nierenverkalkung 18, 50, 58, 107
Nierenversagen 29, 50, 83, 114
Nierenwerte 60

O

Obst 35, 38, 42, 69, 71, 73, 102, 125
Operation 20f., 27, 52, 77, 80, 84, 86f., 115ff.
Oxalat 15f., 30f., 35, 40ff., 61, 64f., 69, 86ff., 107

P

Parathormon 20, 60, 66, 80ff.
Parathormonüberproduktion 80f., 84
Phosphat 15, 20, 30, 48, 60f., 66, 81ff.

R

ROKS-Nomogramm 28
Rückenschmerzen 18, 26f., 29, 90, 114

S

Salz 35, 39, 41, 45, 68f., 71, 74, 102, 106, 125
Sammelurin 20, 44, 61, 63f., 66, 72, 75f., 81, 84, 88, 91, 98, 101
Sarkoidose 85
Schmerzen 18, 26ff., 50, 90, 114f.
Schmerzmittel 27f., 115
Sjögren-Syndrom 86
Staghorn *s. Nierenbeckenausgussstein*
Steinanalyse 33, 59, 64, 80, 89, 107, 115, 126
Steinentfernung, operative 62, 80, 105, 116ff.
Stoffwechselerkrankungen 27, 31
Stoßwellenlithotripsie 116ff.
Struvitsteine 33, 89, 90
Symptome 26, 29, 60, 67, 75, 80ff., 126

T

Testung, genetische *s. Gentest*
Therapie, medikamentöse 21, 44f., 71ff., 104
Thiazide 71ff., 126
Topiramat 92
Triamteren 92
Trinkmenge 37f., 44f., 52, 68, 72, 74, 80, 93, 101, 105f., 109, 113, 124, 126f.

U

Übelkeit 83
Übergewicht 32, 35, 43, 52, 67, 77, 86, 117
Ultraschall 26, 53, 58, 64, 75, 77, 80, 84, 101, 106, 124
Ureterorenoskopie 116, 118f., 120
Urin 10, 12ff., 26, 29ff., 41, 44, 50, 59ff., 83ff., 97ff., 101ff., 107, 112f., 117, 124, 126
urinary risk factors 44, 60f., 88
Urinkalzium 63, 72, 75, 91
Urinmenge *s. Urinvolumen*
Urin-pH-Wert 16, 32, 34, 64, 74f., 87f., 90ff., 97, 102, 106, 112, 126
Urinprobe 33f., 59, 64, 81
Urinsammlung 44, 62f., 65, 107, 112, 126
Urinvolumen 31, 35f., 61, 65, 68, 87f.
Urinzitratgehalt 73

V

Verdauungsbeschwerden 81, 87, 92, 126
Verstimmung, depressive 83
Vitamin C 45ff.
Vitamin D 10, 19f., 47ff., 60, 66, 71, 82f., 85, 125
Vorerkrankung 41, 46, 60, 115f.

W

Wassertabletten 71

X

Xanthinsteine 107

Z

Zitrat 30ff., 38, 44, 61, 65, 69, 73ff., 86, 88f., 102, 106, 126
Zitratprodukte 73ff., 91, 102, 105, 112
Zöliakie 87
Zystin 61, 97ff.
Zystinsteine 18, 33, 96ff., 101, 117
Zystinurie 97ff., 108

QUELLEN

1 Silbernagl, S., Draguhn, A.: *Taschenatlas Physiologie.* 9. vollständig überarbeitete Auflage, Thieme Verlag, 2018, S. 170–209

2 Schiebler, T. H., Korf, H.-W.: *Anatomie: Histologie, Entwicklungsgeschichte, makroskopische und mikroskopische Anatomie, Topographie.* 10. Auflage, Steinkopff Verlag, 2007, S. 387–390

3 Ebd.

4 AWF online – das Portal der wissenschaftlichen Medizin: »S2k-Leitlinie zur Diagnostik, Therapie und Metaphylaxe der Urolithiasis (AWMF Registernummer 043–025) Aktualisierung 2018«. www.awmf.org/uploads/tx_szleitlinien/043-025l_S2k_Diagnostik_Therapie_Metaphylaxe_Urolithiasis_2019-07_1.pdf. Abgerufen am 1.8.2022

5 Schiebler, T. H., Korf, H.-W.: *Anatomie: Histologie, Entwicklungsgeschichte, makroskopische und mikroskopische Anatomie, Topographie*, 10. Auflage, Steinkopff Verlag, 2007, S. 387–390

6 Silbernagl, S., Draguhn, A.: *Taschenatlas Physiologie*. 9. vollständig überarbeitete Auflage, Thieme Verlag, 2018, S. 170–209

7 Ebd.

8 Curhan, G. C., Aronson, M. D., Preminger, G. M.: »Kidney stones in adults: Diagnosis and acute management of suspected nephrolithiasis«. www.uptodate.com/contents/kidney-stones-in-adults-diagnosis-and-acute-management-of-suspected-nephrolithiasis. Stand 21.7.2022. Abgerufen am 1.8.2022

9 Ebd.

10 Pfau, A., Knauf, F.: »Update on Nephrolithiasis: Core Curriculum 2016«. *American Journal of Kidney Diseases: The Official Journal of the National Kidney Foundation,* 2016, 68 (6): S. 973–985

11 Silbernagl, S., Draguhn, A.: *Taschenatlas Physiologie.* 9. vollständig überarbeitete Auflage, Thieme Verlag, 2018, S. 319–321

12 Ebd., S. 320–323

13 Curhan, G. C., Aronson, M. D., Preminger, G. M.: »Kidney stones in adults: Diagnosis and acute management of suspected nephrolithiasis«. www.uptodate.com/contents/kidney-stones-in-adults-diagnosis-and-acute-management-of-suspected-nephrolithiasis. Stand 21.7.2022. Abgerufen am 1.8.2022

14 Rule, A. D., Lieske, J. C., Li, X., Melton, L. J. 3rd, Krambeck, A. E., Bergstralh, E. J.: »The ROKS nomogram for predicting a second symptomatic stone episode«. *Journal of the American Society of Nephrology,* 2014, 25 (12): S. 2878–2886

15 Curhan, G. C., Aronson, M. D., Preminger, G. M.: »Kidney stones in adults: Diagnosis and acute management of suspected nephrolithiasis«. www.uptodate.com/contents/kidney-stones-in-adults-diagnosis-and-acute-management-of-suspected-nephrolithiasis. Stand 21.7.2022. Abgerufen am 1.8.2022

16 Ebd.

17 Pfau, A., Knauf, F.: »Update on Nephrolithiasis: Core Curriculum 2016«. *American Journal of Kidney Diseases: The Official Journal of the National Kidney Foundation,* 2016, 68 (6): S. 973–985

18 Ebd.

19 Ebd.

20 Coe, F. L., Worcester, E. M., Evan, A. P.: »Idiopathic Hypercalciuria and Formation of Calcium Renal Stones«. *Nature Reviews Nephrology,* 2016, 12 (9): S. 519–533

21 Taylor, E. N., Stampfer, M. J., Curhan, G. C.: »Diabetes mellitus and the risk of nephrolithiasis«. *Kidney International,* 2005, 68 (3): S. 1230–1235

22 Taylor, E. N., Stampfer, M. J., Curhan, G. C.: »Obesity, weight gain, and the risk of kidney stones«. *JAMA,* 2005, 293 (4): S. 455–462

23 Shoag, J., Tasian, G., Goldfarb, D. S., Eisner, B.: »The new epidemiology of nephrolithiasis«. *Advances in Chronic Kidney Disease,* 2015, 22 (4): S. 273–278
24 Shoag, J., Halpern, J., Goldfarb, D. S., Eisner, B. H.: »Risk of chronic and end stage kidney disease in patients with nephrolithiasis«. *The Journal of Urology,* 2014, 192 (5): S. 1440–1445
25 Rule, A. D., Roger, V. L., Melton, L. J. 3rd, Bergstralh, E. J., Li, X., Peyser, P. A. et al.: »Kidney stones associate with increased risk for myocardial infarction«. *Journal of the American Society of Nephrology,* 2010, 21 (10): S. 1641–1644
26 Sakhaee, K.: »Nephrolithiasis as a systemic disorder«. *Current opinion in nephrology and hypertension,* 2008, 17 (3): S. 304–309
27 Stern, J. M., Moazami, S., Qiu, Y., Kurland, I., Chen, Z., Agalliu, I. et al.: »Evidence for a distinct gut microbiome in kidney stone formers compared to non-stone formers«. *Urolithiasis*, 2016, 44 (5): S. 399–407
28 Pfau, A., Knauf, F.: »Update on Nephrolithiasis: Core Curriculum 2016«. *American Journal of Kidney Diseases: The Official Journal of the National Kidney Foundation,* 2016, 68 (6): S. 973–985
29 Ferraro, P. M., Bargagli, M., Trinchieri, A., Gambaro, G.: »Risk of Kidney Stones: Influence of Dietary Factors, Dietary Patterns, and Vegetarian-Vegan Diets«. *Nutrients,* 2020, 12 (3): S. 779
30 AWF online – das Portal der wissenschaftlichen Medizin: »S2k-Leitlinie zur Diagnostik, Therapie und Metaphylaxe der Urolithiasis (AWMF Registernummer 043–025) Aktualisierung 2018«. www.awmf.org/uploads/tx_szleitlinien/043-025l_S2k_Diagnostik_Therapie_Metaphylaxe_Urolithiasis_2019-07_1.pdf. Abgerufen am 1.8.2022
31 Ferraro, P. M., Taylor, E. N., Gambaro, G., Curhan, G. C.: »Dietary and Lifestyle Risk Factors Associated with Incident Kidney Stones in Men and Women«. *The Journal of Urology,* 2017, 198 (4): S. 858–863
32 Ebd.
33 Ferraro, P. M., Bargagli, M., Trinchieri, A., Gambaro, G.: »Risk of Kidney Stones: Influence of Dietary Factors, Dietary Patterns, and Vegetarian-Vegan Diets«. *Nutrients,* 2020, 12 (3): S. 779
34 Gambaro, G., Croppi, E., Coe, F., Lingeman, J., Moe, O., Worcester, E. et al.: »Metabolic diagnosis and medical prevention of calcium nephrolithiasis and its systemic manifestations: a consensus statement«. *Journal of Nephrology,* 2016, 29 (6): S. 715–734
35 Ebd.
36 Ferraro, P. M., Bargagli, M., Trinchieri, A., Gambaro G.: »Risk of Kidney Stones: Influence of Dietary Factors, Dietary Patterns, and Vegetarian-Vegan Diets«. *Nutrients,* 2020, 12 (3): S. 779
37 Ermer, T., Eckardt, K. U., Aronson, P. S., Knauf, F.: »Oxalate, inflammasome, and progression of kidney disease«. *Current opinion in nephrology and hypertension,* 2016, 25 (4): S. 363–371
38 Ferraro, P. M., Bargagli, M., Trinchieri, A., Gambaro, G.: »Risk of Kidney Stones: Influence of Dietary Factors, Dietary Patterns, and Vegetarian-Vegan Diets«. *Nutrients,* 2020, 12 (3): S. 779
39 Harvard, T. H. Chan: »Nutrition Questionnaire Service Centre«. https://regepi.bwh.harvard.edu/health/Oxalate/files. Abgerufen am 2.1.2022
40 »Oxalate (oxalic acid) content of 750+ foods, with numbers from university and government sources«. https://oxalate.org. Abgerufen am 1.8.2022
41 Demoulin, N., Aydin, S., Gillion, V., Morelle, J., Jadoul, M.: »Pathophysiology and Management of Hyperoxaluria and Oxalate Nephropathy: A Review«. American Journal of Kidney Diseases: The Official Journal of the National Kidney Foundation, 2022, 79 (5): S. 717–727

42 Ferraro, P. M., Bargagli, M., Trinchieri, A., Gambaro, G.: »Risk of Kidney Stones: Influence of Dietary Factors, Dietary Patterns, and Vegetarian-Vegan Diets«. *Nutrients,* 2020, 12 (3): S. 779
43 Ebd.
44 Pfau, A., Knauf, F.: »Update on nephrolithiasis: Core Curriculum 2016«. *American Journal of Kidney Diseases: The Official Journal of the National Kidney Foundation,* 2016, 68 (6): S. 973–985
45 Pfau, A., Eckardt, K. U., Knauf, F.: »Diagnosis and treatment of nephrolithiasis. What is established?«. *Der Internist*, 2015, 56 (12): S. 1361–1368
46 Pfau, A., Knauf, F.: »Update on nephrolithiasis (2016): Core Curriculum 2016«. *American Journal of Kidney Diseases: The Official Journal of the National Kidney Foundation*, 2016, 68 (6): S. 973–985
47 Worcester, E. M., Coe, F. L.: »Clinical practice. Calcium kidney stones«. *The New England Journal of Medicine,* 2010, 363 (10): S. 954–963
48 Ferraro, P. M., Bargagli, M., Trinchieri, A., Gambaro, G.. »Risk of Kidney Stones: Influence of Dietary Factors, Dietary Patterns, and Vegetarian-Vegan Diets«. *Nutrients,* 2020, 12 (3): S. 779
49 Ferraro, P. M., Curhan, G. C., Gambaro, G., Taylor, E. N.: »Total, Dietary, and Supplemental Vitamin C Intake and Risk of Incident Kidney Stones«. *American Journal of Kidney Diseases: The Official Journal of the National Kidney Foundation,* 2016, 67 (3): S. 400–407
50 Cerullo, G., Negro, M., Parimbelli, M., Pecoraro, M. et al.: »The Long History of Vitamin C: From Prevention of the Common Cold to Potential Aid in the Treatment of COVID-19«. *Frontiers in Immunology*, 2020, 11: 574029
51 Siehe »Antworten des Robert-Koch-Instituts auf häufig gestellte Fragen zu Vitamin D«. https://www.rki.de/SharedDocs/FAQ/Vitamin_D/Vitamin_D_FAQ-Liste.html. Stand 16.01.2022. Abgerufen am 1.8.2022
52 Fuss, C. T., Fassnacht, M.: »Vitamin D – Ein kritischer Blick auf die Studienlage«. *Deutsche Medizinische Wochenschrift,* 2020, 145: S. 135–139
53 Siehe »Antworten des Robert-Koch-Instituts auf häufig gestellte Fragen zu Vitamin D«. https://www.rki.de/SharedDocs/FAQ/Vitamin_D/Vitamin_D_FAQ-Liste.html. Stand 16.01. 2022. Abgerufen am 1.8.2022
54 Gambaro, G., Croppi, E., Coe, F., Lingeman, J., Moe, O., Worcester, E. et al.: »Metabolic diagnosis and medical prevention of calcium nephrolithiasis and its systemic manifestations: a consensus statement«. *Journal of Nephrology,* 2016, 29 (6): S. 715–734
55 Ferraro, P. M., Taylor, E. N., Gambaro, G., Curhan, G. C.: »Vitamin D Intake and the Risk of Incident Kidney Stones«. *Journal of Urology,* 2017, 197 (2): S. 405–410
56 Aldemir, M., Ucgul, Y. E., Kayigil, O.: »Evaluation of the efficiency of tamsulosin and Rowatinex in patients with distal ureteral stones: a prospective, randomized, controlled study«. *International Urology and Nephrology,* 2011, 43 (1): S. 79–83
57 Erickson, S. B., Vrtiska, T. J., Lieske, J. C.: »Effect of Cystone(R) on urinary composition and stone formation over a one year period«. *Phytomedicine,* 2011, 18 (10): S. 863–637
58 Ticinesi, A., Nouvenne, A., Maalouf, N. M., Borghi, L., Meschi, T.: »Salt and nephrolithiasis«. *Nephrology Dialysis Transplantation,* 2016 31 (1): S. 39–45
59 Taylor, E. N., Stampfer, M. J., Curhan, G. C.: »Diabetes mellitus and the risk of nephrolithiasis«. *Kidney International,* 2015, 68 (3): S. 1230–1235
60 AWF online – das Portal der wissenschaftlichen Medizin: »S2k-Leitlinie zur Diagnostik, Therapie und Metaphylaxe der Urolithiasis (AWMF Registernummer 043-025) Aktualisierung 2018«. www.awmf.org/uploads/tx_szleitlinien/043-025l_S2k_Diagnostik_Therapie_Metaphylaxe_Urolithiasis_2019-07_1.pdf. Abgerufen am 1.8.2022

61 Gambaro, G., Croppi, E., Coe, F., Lingeman, J., Moe, O., Worcester, E. et al.: »Metabolic diagnosis and medical prevention of calcium nephrolithiasis and its systemic manifestations: a consensus statement«. *Journal of Nephrology,* 2016, 29 (6): S. 715–734
62 Pfau, A., Knauf, F.: »Update on Nephrolithiasis: Core Curriculum 2016«. *American Journal of Kidney Diseases: The Official Journal of the National Kidney Foundation,* 2016, 68 (6): S. 973–985
63 Gambaro, G., Croppi, E., Coe, F., Lingeman, J., Moe, O., Worcester, E. et al.: »Metabolic diagnosis and medical prevention of calcium nephrolithiasis and its systemic manifestations: a consensus statement«. *Journal of Nephrology,* 2016, 29 (6): S. 715–734
64 Ebd.
65 Parks, J. H., Goldfisher, E., Asplin, J. R., Coe, F. L.: »A single 24-hour urine collection is inadequate for the medical evaluation of nephrolithiasis«. *Journal of Urology,* 2002, 167 (4): S. 1607–1612
66 Gambaro, G., Croppi, E., Coe, F., Lingeman, J., Moe, O., Worcester, E. et al.. »Metabolic diagnosis and medical prevention of calcium nephrolithiasis and its systemic manifestations: a consensus statement«. *Journal of Nephrology,* 2016, 29 (6): S. 715–734
67 Pfau, A., Knauf, F.: »Update on Nephrolithiasis: Core Curriculum 2016«. *American Journal of Kidney Diseases: The Official Journal of the National Kidney Foundation,* 2016, 68 (6): S. 973–985
68 Gambaro, G., Croppi, E., Coe, F., Lingeman, J., Moe, O., Worcester, E. et al.: »Metabolic diagnosis and medical prevention of calcium nephrolithiasis and its systemic manifestations: a consensus statement«. *Journal of Nephrology,* 2016, 29 (6): S. 715–734
69 Coe, F. L., Worcester, E. M., Evan, A. P.: »Idiopathic hypercalciuria and formation of calcium renal stones«. *Nature Reviews Nephrology,* 2016, 12 (9): S. 519–533
70 Ebd.
71 Gambaro, G., Vezzoli, G., Casari, G., Rampoldi, L., D'Angelo, A., Borghi, L.: »Genetics of hypercalciuria and calcium nephrolithiasis: from the rare monogenic to the common polygenic forms«. *American Journal of Kidney Diseases: The Official Journal of the National Kidney Foundation,* 2004, 44 (6): S. 963–986
72 Gambaro, G., Vezzoli, G., Casari, G., Rampoldi, L., D'Angelo, A., Borghi, L.: »Genetics of hypercalciuria and calcium nephrolithiasis: from the rare monogenic to the common polygenic forms«. *American Journal of Kidney Diseases: The Official Journal of the National Kidney Foundation,* 2004, 44 (6): S. 963–986
73 Meigs, J. B.: »Prediction of type 2 diabetes: the dawn of polygenetic testing for complex disease«. *Diabetologia,* 2009, 52 (4): S. 568–570
74 Hinney, A., Hebebrand, J.: »Polygenic obesity in humans«. *Obesity Facts,* 2008, 1 (1): S. 35–42
75 Ryan, L. E., Ing, S. W.: »Idiopathic hypercalciuria: Can we prevent stones and protect bones?«. *Cleveland Clinic Journal of Medicine,* 2018, 85 (1): S. 47–54
76 Coe, F. L., Worcester, E. M., Evan, A. P.: »Idiopathic hypercalciuria and formation of calcium renal stones«. *Nature Reviews Nephrology,* 2016, 12 (9): S. 519–533
77 Pfau, A., Knauf, F.: »Update on Nephrolithiasis: Core Curriculum 2016«. *American Journal of Kidney Diseases: The Official Journal of the National Kidney Foundation,* 2016, 68 (6): S. 973–985
78 Gambaro, G., Croppi, E., Coe, F., Lingeman, J., Moe, O., Worcester, E. et al.: »Metabolic diagnosis and medical prevention of calcium nephrolithiasis and its systemic manifestations: a consensus statement«. *Journal of Nephrology,* 2016, 29 (6): S. 715–734
79 Ebd.
80 Coe, F. L., Worcester, E. M., Evan, A. P.: »Idiopathic hypercalciuria and formation of calcium renal stones«. *Nature Reviews Nephrology,* 2016, 12 (9): S. 519–533

81 Fink, H. A., Wilt, T. J., Eidman, K. E., Garimella, P. S., MacDonald, R., Rutks, I. R. et al.: »Medical management to prevent recurrent nephrolithiasis in adults: a systematic review for an American College of Physicians Clinical Guideline«. *Annals of Internal Medicine,* 2013, 158 (7): S. 535–543
82 Alexander, R. T., McArthur, E., Jandoc, R., Welk, B., Fuster, D. G., Garg, A. X. et al.: »Thiazide Diuretic Dose and Risk of Kidney Stones in Older Adults: A Retrospective Cohort Study«. *Canadian Journal of Kidney Health and Disease,* 2018, 5: 2054358118787480
83 Dhayat, N. A., Faller, N., Bonny, O., Mohebbi, N., Ritter, A., Pellegrini, L. et al.: »Efficacy of standard and low dose hydrochlorothiazide in the recurrence prevention of calcium nephrolithiasis (NOSTONE trial): protocol for a randomized double-blind placebo-controlled trial«. *BMC nephrology,* 2018, 19 (1): S. 349
84 Pfau, A., Knauf, F.: »Update on Nephrolithiasis: Core Curriculum 2016«. *American Journal of Kidney Diseases: The Official Journal of the National Kidney Foundation,* 2016, 68 (6): S. 973–985
85 Pedersen, S. A., Gaist, D., Schmidt, S. A. J., Holmich, L. R., Friis, S., Pottegard, A.: »Hydrochlorothiazide use and risk of nonmelanoma skin cancer: A nationwide case-control study from Denmark«. *Journal of the American Academy of Dermatology,* 2018, 78 (4): S. 673–681 e9
86 Humbert, X., Dolladille, C., Chretien, B., Sassier, M., Fedrizzi, S., Puddu, P. E. et al.: »Thiazides and nonmelanoma skin cancer: Is it a class effect?«. *Journal of the American Academy of Dermatology,* 2020, 82 (1): e25-e6
87 Coe, F. L., Worcester, E. M., Evan, A. P.: »Idiopathic hypercalciuria and formation of calcium renal stones«. *Nature Reviews Nephrology,* 2016, 12 (9): S. 519–533
88 Gambaro, G., Croppi, E., Coe, F., Lingeman, J., Moe, O., Worcester, E. et al.: »Metabolic diagnosis and medical prevention of calcium nephrolithiasis and its systemic manifestations: a consensus statement«. *Journal of Nephrology,* 2016, 29 (6): S. 715–734
89 Ebd.
90 Musso, C. G.: »Magnesium metabolism in health and disease«. *International Urology and Nephrology,* 2009, 41 (2): S. 357–362
91 Krieger, N. S., Asplin, J. R., Frick, K. K., Granja, I., Culbertson, C. D., Ng, A. et al.: »Effect of Potassium Citrate on Calcium Phosphate Stones in a Model of Hypercalciuria«. *Journal of the American Society of Nephrology,* 2015, 26 (12): S. 3001–3008
92 Gambaro, G., Croppi, E., Coe, F., Lingeman, J., Moe, O., Worcester, E. et al.: »Metabolic diagnosis and medical prevention of calcium nephrolithiasis and its systemic manifestations: a consensus statement. *Journal of Nephrology*, 2016, 29 (6): S. 715–734
93 AWF online – das Portal der wissenschaftlichen Medizin: »S2k-Leitlinie zur Diagnostik, Therapie und Metaphylaxe der Urolithiasis (AWMF Registernummer 043-025) Aktualisierung 2018«. www.awmf.org/uploads/tx_szleitlinien/043-025l_S2k_Diagnostik_Therapie_Metaphylaxe_Urolithiasis_2019-07_1.pdf. Abgerufen am 1.8.2022
94 Ebd.
95 Schiebler, T. H., Korf, H.-W.: *Anatomie. Histologie, Entwicklungsgeschichte, makroskopische und mikroskopische Anatomie, Topographie.* Springer Verlag, 2007, 10. Auflage: S. 652f.
96 Silbernagl, S., Draguhn, A.: *Taschenatlas Physiologie.* Thieme Verlag, 2018, 9. vollständig überarbeitete Auflage: S. 318–323
97 Miedlich, S., Koch, C. A., Paschke, R.: »Primärer Hyperparathyreoidismus«. *Ärzteblatt,* 2002, 99 (49): A 3340–3346
98 Ebd.
99 Nilsson, I. L.: »Primary hyperparathyroidism: should surgery be performed on all patients? Current evidence and residual uncertainties«. *Journal of Internal Medicine,* 2019, 285 (2): S. 149–164

100 Gambaro, G., Croppi, E., Coe, F., Lingeman, J., Moe, O., Worcester, E. et al.: »Metabolic diagnosis and medical prevention of calcium nephrolithiasis and its systemic manifestations: a consensus statement«. *Journal of Nephrology,* 2016, 29 (6): S. 715–734
101 Faggiano, A., Pivonello, R., Melis, D., Filippella, M., Di Somma, C., Petretta, M. et al.: »Nephrolithiasis in Cushing's disease: prevalence, etiopathogenesis, and modification after disease cure«. *The Journal of Clinical Endocrinology and Metabolism,* 2003, 88 (5): S. 2076–2080
102 Palmer, B. F., Kelepouris, E., Clegg, D. J.: »Renal Tubular Acidosis and Management Strategies: A Narrative Review«. *Advances in Therapy,* 2021, 38 (2): S. 949–968
103 Fink, J., Seifert, G., Blüher, M., Fichtner-Feigl, S., Marjanovic, G.: »Obesity surgery—weight loss, metabolic changes, oncological effects, and follow-up«. *Deutsches Ärzteblatt International,* 2022, 119: S. 70–80
104 Fachgesellschaft für Ernährungstherapie und Prävention: »Bariatrische Chirurgie – Methoden, Effekte und Ernährungsmanagement«. https://fet-ev.eu/bariatrische-chirurgie-ernaehrungsmanagement/. Stand 3.7.2022. Abgerufen am 31.7.2022
105 Uy, M., Di Lena, R., Hoogenes, J., Alharbi, B., Gmora, S., Shayegan, B. et al. »Bariatric Surgery in Patients with a History of Nephrolithiasis: 24-h Urine Profiles and Radiographic Changes After Roux-en-Y Gastric Bypass Versus Sleeve Gastrectomy«. *Obesity Surgery,* 2021, 31 (4): S. 1673–1679
106 Bhatti, U. H., Duffy, A. J., Roberts, K. E., Shariff, A. H.: »Nephrolithiasis after bariatric surgery: A review of pathophysiologic mechanisms and procedural risk«. *International Journal of Surgery,* 2016, 36 (Pt D): S. 618–623
107 Ebd.
108 Demoulin, N., Aydin, S., Gillion, V., Morelle, J., Jadoul, M.: »Pathophysiology and Management of Hyperoxaluria and Oxalate Nephropathy: A Review«. *American Journal of Kidney Diseases: The Official Journal of the National Kidney Foundation,* 2022, 79 (55): S. 717–727
109 Bichler, K. H., Eipper, E., Naber, K., Braun, V., Zimmermann, R., Lahme, S.: »Urinary infection stones«. *International Journal of Antimicrobbial Agents,* 2002, 19 (6): S. 488–498.
110 Ebd.
111 Ebd.
112 AWF online – das Portal der wissenschaftlichen Medizin: »S2k-Leitlinie zur Diagnostik, Therapie und Metaphylaxe der Urolithiasis (AWMF Registernummer 043–025) Aktualisierung 2018«. www.awmf.org/uploads/tx_szleitlinien/043-025l_S2k_Diagnostik_Therapie_Metaphylaxe_Urolithiasis_2019-07_1.pdf. Abgerufen am 1.8.2022
113 Hesse, A., Heimbach, D.: »Causes of phosphate stone formation and the importance of metaphylaxis by urinary acidification: a review«. *World Journal of Urology,* 1999, 17 (5): S. 308–315
114 Marien, T., Miller, N. L.: »Treatment of the Infected Stone«. *Urologic Clinics of North America,* 2015, 42 (4): S. 459–472
115 AWF online – das Portal der wissenschaftlichen Medizin: »S2k-Leitlinie zur Diagnostik, Therapie und Metaphylaxe der Urolithiasis (AWMF Registernummer 043–025) Aktualisierung 2018«. www.awmf.org/uploads/tx_szleitlinien/043-025l_S2k_Diagnostik_Therapie_Metaphylaxe_Urolithiasis_2019-07_1.pdf. Abgerufen am 1.8.2022
116 Servais, A., Thomas, K., Dello Strologo, L., Sayer, J. A., Bekri, S., Bertholet-Thomas, A. et al.: »Cystinuria: clinical practice recommendation«. *Kidney International,* 2021, 99 (1): S. 48–58
117 Ebd.
118 D'Ambrosio, V., Capolongo, G., Goldfarb, D., Gambaro, G., Ferraro, P. M.: »Cystinuria: an update on pathophysiology, genetics, and clinical management«. *Pediatric Nephrology,* 2022, 37 (8): S. 1705–1711
119 Ebd.

120 Ebd.
121 Ebd.
122 Ebd.
123 D'Ambrosio, V., Capolongo, G., Goldfarb, D., Gambaro, G., Ferraro, P. M.: »Cystinuria: an update on pathophysiology, genetics, and clinical management«. *Pediatric Nephrology,* 2022, 37 (8): S. 1705–1711
124 Servais, A., Thomas, K., Dello Strologo, L., Sayer, J. A., Bekri, S., Bertholet-Thomas, A. et al.: »Cystinuria: clinical practice recommendation«. *Kidney International,* 2021, 99 (1): S. 48–58
125 Munk, K. (Hrsg.): *Taschenlehrbuch Biologie – Genetik.* Thieme Verlag, 2017, 2. Auflage: S. 284–285
126 Nalcacioglu, H., Ozden, E., Genc, G., Yakupoglu, Y. K., Sarikaya, S., Ozkaya, O.: »An uncommon cause of acute kidney injury in young children: cystinuria«. *Journal of Pediatric Urology,* 2013, 9 (1): e58–6
127 Servais, A., Thomas, K., Dello Strologo, L., Sayer, J. A., Bekri, S., Bertholet-Thomas, A. et al.: »Cystinuria: clinical practice recommendation«. *Kidney International,* 2021, 99 (1): S. 48–58
128 Ebd.
129 Ebd.
130 Ebd.
131 Ebd.
132 Souci, S. W., Fachmann, W., Kraut, H.: *Die Zusammensetzung der Lebensmittel, Nährwert-Tabellen.* 8. Auflage, Medpharm Scientific Publishers, 2016
133 Eucell Ernährungslexikon: »Cystein – Lebensmittel. Cystein-Gehalte in verschiedenen Lebensmitteln«. https://www.eucell.de/ernaehrung/ernaehrungslexikon/aminosaeuren/semi-essentielle-aminosaeuren/cystein/lebensmittel.html. Abgerufen am 1.8.2022
134 Souci, S. W., Fachmann, W., Kraut, H.: *Die Zusammensetzung der Lebensmittel, Nährwert-Tabellen.* 8. Auflage, Medpharm Scientific Publishers, 2016
135 Die Ernährungs-Docs: »Ernährung bei Zystinsteinen in der Niere«. https://www.ndr.de/ratgeber/gesundheit/Ernaehrung-bei-Zystinsteinen-in-der-Niere,nierensteine140.html. Stand: 17.2.2020. Abgerufen am 30.7.2022
136 D'Ambrosio, V., Capolongo, G., Goldfarb, D., Gambaro, G., Ferraro, P. M.: »Cystinuria: an update on pathophysiology, genetics, and clinical management«. *Pediatric Nephrology*, 2022, 37 (8): S. 1705–1711
137 Ebd.
138 Servais, A., Thomas, K., Dello Strologo, L., Sayer, J. A., Bekri, S., Bertholet-Thomas, A. et al. »Cystinuria: clinical practice recommendation«. *Kidney International,* 2021, 99 (1): S. 48–58
139 Ebd.
140 Ebd.
141 Gambaro, G., Croppi, E., Coe, F., Lingeman, J., Moe, O., Worcester, E. et al.: »Metabolic diagnosis and medical prevention of calcium nephrolithiasis and its systemic manifestations: a consensus statement«. *Journal of Nephrology,* 2016, 29 (6): S. 715–734
142 Demoulin, N., Aydin, S., Gillion, V., Morelle, J., Jadoul, M.: »Pathophysiology and Management of Hyperoxaluria and Oxalate Nephropathy: A Review«. *American Journal of Kidney Diseases: The Official Journal of the National Kidney Foundation,* 2022, 79 (5): S. 717–727
143 Mohebbi, N., Ferraro, P. M., Gambaro, G., Unwin, R.: »Tubular and genetic disorders associated with kidney stones«. *Urolithiasis,* 2017, 45 (1): S. 127–137
144 Ebd.
145 Pfau, A., Knauf, F.: »Update on Nephrolithiasis: Core Curriculum 2016«. *American Journal of Kidney Diseases: The Official Journal of the National Kidney Foundation,* 2016, 68 (6): S. 973–985

146 AWF online – das Portal der wissenschaftlichen Medizin: »S2k-Leitlinie zur Diagnostik, Therapie und Metaphylaxe der Urolithiasis (AWMF Registernummer 043–025) Aktualisierung 2018«. www.awmf.org/uploads/tx_szleitlinien/043-025l_S2k_Diagnostik_Therapie_Metaphylaxe_Urolithiasis_2019-07_1.pdf. Abgerufen am 1.8.2022
147 Curhan, G. C., Aronson, M. D., Preminger, G. M.: »Kidney Stones in adults: Diagnosis and acute management of suspected nephrolithiasis«. https://www.uptodate.com/contents/kidney-stones-in-adults-diagnosis-and-acute-management-of-suspected-nephrolithiasis. Stand 21.7.2022. Abgerufen am 1.8.2022
148 American Urological Association: »Surgical Management of Stones: AUA/Endourology Society Guideline (2016)«. https://www.auanet.org/guidelines/guidelines/kidney-stones-surgical-management-guideline#x3166. Stand 2006. Abgerufen am 1.8.2022
149 AWF online – das Portal der wissenschaftlichen Medizin: »S2k-Leitlinie zur Diagnostik, Therapie und Metaphylaxe der Urolithiasis (AWMF Registernummer 043–025) Aktualisierung 2018«. www.awmf.org/uploads/tx_szleitlinien/043-025l_S2k_Diagnostik_Therapie_Metaphylaxe_Urolithiasis_2019-07_1.pdf. Abgerufen am 1.8.2022
150 Ebd.
151 Curhan, G. C., Aronson, M. D., Preminger, G. M.: »Kidney stones in adults: Diagnosis and acute management of suspected nephrolithiasis«. www.uptodate.com/contents/kidney-stones-in-adults-diagnosis-and-acute-management-of-suspected-nephrolithiasis. Stand 21.7.2022. Abgerufen am 1.8.2022
152 Ebd.
153 American Urological Association: »Surgical Management of Stones: AUA/Endourology Society Guideline (2016)«. https://www.auanet.org/guidelines/guidelines/kidney-stones-surgical-management-guideline#x3166. Stand 2006. Abgerufen am 1.8.2022
154 AWF online – das Portal der wissenschaftlichen Medizin: »S2k-Leitlinie zur Diagnostik, Therapie und Metaphylaxe der Urolithiasis (AWMF Registernummer 043–025) Aktualisierung 2018«. www.awmf.org/uploads/tx_szleitlinien/043-025l_S2k_Diagnostik_Therapie_Metaphylaxe_Urolithiasis_2019-07_1.pdf. Abgerufen am 1.8.2022
155 Curhan, G. C., Aronson, M. D., Preminger, G. M.: »Kidney stones in adults: Diagnosis and acute management of suspected nephrolithiasis«. www.uptodate.com/contents/kidney-stones-in-adults-diagnosis-and-acute-management-of-suspected-nephrolithiasis. Stand 21.7.2022. Abgerufen am 1.8.2022
156 AWF online – das Portal der wissenschaftlichen Medizin: »S2k-Leitlinie zur Diagnostik, Therapie und Metaphylaxe der Urolithiasis (AWMF Registernummer 043–025) Aktualisierung 2018«. www.awmf.org/uploads/tx_szleitlinien/043-025l_S2k_Diagnostik_Therapie_Metaphylaxe_Urolithiasis_2019-07_1.pdf. Abgerufen am 1.8.2022
157 Ebd.
158 Ebd.
159 Ebd.
160 Denburg, M. R., Jemielita, T. O., Tasian, G. E., Haynes, K., Mucksavage, P., Shults, J. et al.: »Assessing the risk of incident hypertension and chronic kidney disease after exposure to shock wave lithotripsy and ureteroscopy«. *Kidney International,* 2016, 89 (1): S. 185–192
161 Krambeck, A. E., Handa, S. E., Evan, A. P., Lingeman, J. E.: »Brushite stone disease as a consequence of lithotripsy?«. *Urological Research,* 2010, 38 (4): S. 293–299
162 AWF online – das Portal der wissenschaftlichen Medizin: »S2k-Leitlinie zur Diagnostik, Therapie und Metaphylaxe der Urolithiasis (AWMF Registernummer 043–025) Aktualisierung 2018«. www.awmf.org/uploads/tx_szleitlinien/043-025l_S2k_Diagnostik_Therapie_Metaphylaxe_Urolithiasis_2019-07_1.pdf. Abgerufen am 1.8.2022
163 Ebd.
164 Ebd.
165 Ebd.

ÜBER DIE AUTORIN

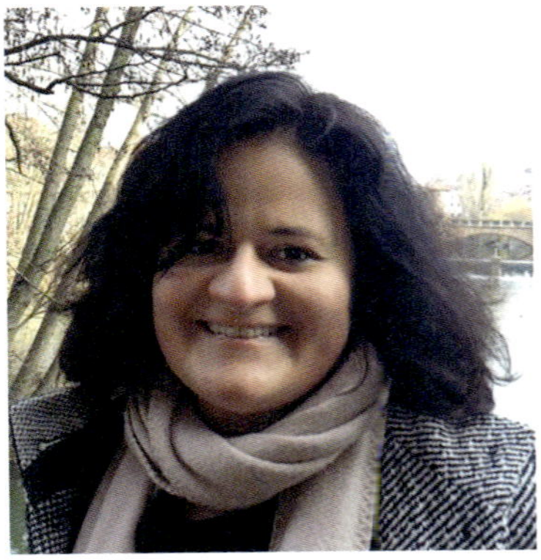

Dr. med. Anja Pfau ist Fachärztin für Innere Medizin und Nephrologie. An der Charité in Berlin hat sie über mehrere Jahre Patienten mit chronischen Nierensteinleiden in einer Spezialsprechstunde betreut. Sie ist Co-Autorin zahlreicher Artikel zum Thema Nierensteine in nationalen und internationalen Fachjournalen. Derzeit arbeitet sie als Nephrologin wieder in ihrer Heimat in Bayern.

DANK

Ich möchte an dieser Stelle ganz herzlich Danke sagen an alle meine Steinpatienten – für ihr Vertrauen, ihre Motivation und ihre beharrliche Disziplin. Und dafür, dass sie mit mir ihre Geschichten, ihre Recherchen und ihre Steine geteilt haben. Sie sind alle ein ganz wesentlicher Teil dieses Buches.

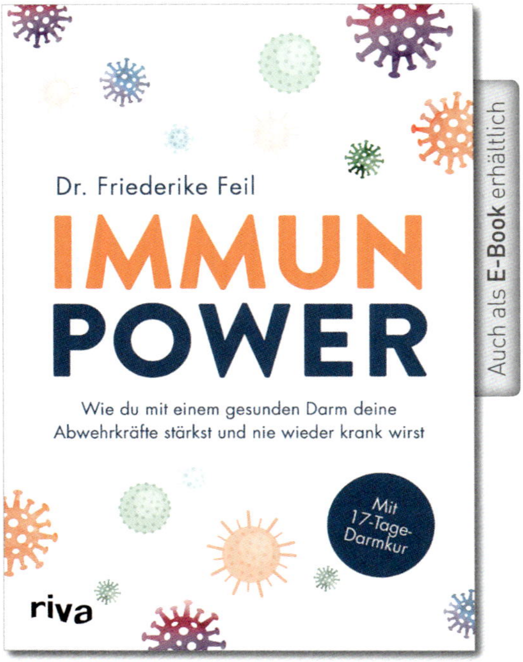

224 Seiten
20,00 € (D) | 20,60 € (A)
ISBN 978-3-7423-1831-2

Dr. Friederike Feil

Immunpower

Wie du mit einem gesunden Darm deine Abwehrkräfte stärkst und nie wieder krank wirst

Fast eine halbe Million Menschen in Deutschland erhalten jedes Jahr die Diagnose Krebs, erschreckende 24 Millionen leiden an Herz-Kreislauf-Erkrankungen und jeder vierte Deutsche ist übergewichtig. Dabei ist ein probates, jedoch oft missachtetes Mittel, um Viren und andere Erreger abzuwehren, im eigenen Körper bereits vorhanden: das Immunsystem. Über die Kommunikation mit Organen, Nerven und Muskeln sorgt es dafür, dass der Körper reibungslos funktioniert, und so vor potenziell krankmachenden Keimen schützt. Wie man die Abwehrkräfte gezielt unterstützen kann, zeigt die Darm- und Gesundheitsexpertin Dr. Friederike Feil. Unterhaltsam und anschaulich schildert sie, wie lebenswichtige Prozesse im Körper ablaufen, was ein dauerhaft intaktes Immunsystem wirklich benötigt und warum Darm, Schilddrüse, Leber und Zähne dabei eine entscheidende Rolle spielen. Praxiserprobte Strategien helfen dabei, das Immunsystem mit der richtigen Ernährung und einem achtsamen Lebensstil nachhaltig zu stärken – für ein gesundes Leben voller Power!

riva